妥善照服，還有我陪你

來自癌末病房2A30的溫暖記事

老么——著

目次

寫在書前

是你的對抑或我的錯，或者兩樣都不是

經常有機會參加社會局、基金會、校園和企業的長照分享，我總期勉自己在有限的時間裡不遺餘力地傾盡所有。席間，我總喜歡拋出以下幾個問題提供彼此咀嚼、思考：

你知道你的父母有多愛你嗎？

你相信你的父母對你的愛絲毫沒有減退嗎？

你相信當有機會用他們的生命換取你的生命時，他們會毫不猶豫地選擇自我犧牲嗎？

我相信，對於這些問題，多數人心中的答案都是肯定的。那麼，以下的問題又如何？

你愛你的父母嗎？

你對父母的愛有沒有因為時間遷移和自己的成長而弱化？

你對父母的愛有沒有因為自己的結婚生子而轉移？

你相信當有機會用自己的生命換取你兒女的生命時，你會毫不猶豫地選擇自我犧牲嗎？

這些捫心自問的問題，相信多數人的答案也不會是否定的，而是能毫不猶豫地給出肯定性的回答。

你知道愛不是天秤，不是犧牲一方才能成就另一方，而是可以兩全的嗎？

你知道愛可以無限地湧出而毫不損及另一方的擁有嗎？

如果你的父母能至死不渝地為你付出甚至獻出生命，一如你也會毫不猶豫地為你的子女付出甚至獻出生命，那麼，你為什麼不能一輩子為你的父母牽腸掛肚呢？

那麼，你為什麼不能及早明白孝親的道理：「樹欲靜而風不止，子欲養而親不待。」徒然讓自己陷入千古遺憾的傳統輪迴而不自知？

真的非得等二三十年後自己也老了，才懂得父母曾經的感受嗎？他們在生命的尾聲階段，嘗盡多少老年孤單寂寞的況味啊……

你相信你子女的未來可能也會步入你的後塵嗎？

我發現自己年紀愈長，愈會把父母放在心上。

畢竟親子雙方生命之輪的運轉方向不同，一邊正日益茁壯、枝葉茂盛，另一方卻日漸凋零、日薄西山。

即便如此，父母卻從沒有一刻放鬆對子女的掛念，反而愈來愈濃烈。

對不起！……也許是你的對，我的錯。

但請別把這一切隨便地歸諸於社會，這一切終究得依賴自己的咀嚼與解讀。

請容我再叨絮幾句，請問：

記得另一半的生日嗎？

記得你寶貝孩子的生日嗎？

有為另一半和孩子年年高唱生日快樂歌嗎？

記得父母的生日嗎？

曾經打過電話說一聲生日快樂嗎？

曾經為你的父母慶生祝福過嗎？

現在的你多久打一通關心的電話給父母？

多久沒回家探望日夜期待、倚門而望的父母，仔細端詳他們的容顏？未來的你，將繼續以往的親子互動模式……還是會改變？

做為地球上億萬物種之一的人類，我們是否足夠謙卑、智慧地體認我們的脆弱與渺小；而如果真有幸成為地球上億萬物種之首，我們是否有展現真正的格局、氣度與胸襟，來擔負並且盡力維繫一切地球上本來的美好！

自序
珍惜行腳，別因為失望而放棄希望

此刻正值武漢肺炎（COVID-19）病毒無所不在，全球腥風血雨、人人自危的存亡之秋。在是非善惡難辨、政治風雲詭譎之際，我們應該如何自我審視，好讓自己那顆因世事不公而義憤填膺的心靈，得到安舒平靜？又該如何克服灰心和消極，好讓自己在人心不古、生命無常的生活夾縫中繼續微笑，珍惜當下？

我們何其有幸，沒生在戰火頻仍的國家，不必擔心生命朝不保夕；卻又何其不幸，被迫捲入不斷追求科技文明，卻對突如其來的疫情束手無策的病毒漩渦中。這場疫情，肆虐二〇二〇年一整年，感染者超過一億，數以百萬計的生命被猝然強迫關機，不亞於世界大戰的傷亡人數。這個病毒委實厲害，其傷害力與世界強國所擁有之最先進武器相比，毫不遜色。以前，人們憂慮列強繼續窮兵黷武，有害天下太平；如今，新興病毒一波又一波湧現，根本就防不勝防，人類彷彿在打一場永不終止的世界大戰。

在這場疫情的攻防戰中，沒有一個國家能置身事外、袖手旁觀；對個人而言，更是生命攸關，必須戰戰兢兢以對。從泛政治的視角來看，各國政府對於疫情的運籌帷幄高下立判，各國人民的素養優劣無不畢露。所以說，政治怎麼會無關緊要？我總是這麼告訴自己：唯有政治清明，才有人民的安居樂業。我也總是這麼看待世事：看似無端攪亂一池清水的人，一定是居心叵測想趁機混水摸魚。只是世人理忙又濫情、冷漠又健忘，既短視近利又漠視未來後果，於是一切悲情劇碼不斷重演，苦難一再輪迴。願天佑臺灣，願天憫芸芸眾生。

第二本長照書《點亮微光》付梓時，內心其實充滿了熱切的期待，渴望能為長照陰暗的角落注入一線陽光，讓人們看見長期照護患者的無奈處境，得到更為妥善的照料。寫書時，我心中燃起熊熊烈火，希望能照亮問題所在，使當局能披荊斬棘，好讓這條長照路能更加平坦好走。然而，我失望了，一顆小石子未能撩動一池春水。我從不敢奢望長照議題在當下的社會氛圍裡能獲得多大的共鳴與支持，事實表明，人們是冷漠且健忘的：發生重大事件時，長照議題短暫獲得關注與討論，但新聞熱頭一過，浮雲依舊蔽日，長照又被遺忘於江湖。又或者，在選舉喧囂時，政客們爭相握握這位長照患者的手，又親切地與那位長照患者熱情合拍，信誓旦旦地說當選後一定提升長照品質；選舉過後，卻船過水無痕，他們的誓言早已消失在風裡。

我意識到自己人微言輕，本想就安分守己，做好照服，憑藉雙手能忙多少算多少。既然螳臂無法擋車，我實在無須多費筆墨和唇舌，向人們警示所見所聞，管它可以預見的洪水猛獸、驚濤未來，至少好好地放過自己的心靈吧，何必將自己的內心攪得泥濘不堪、心如槁灰呢？

曾有人問：「老么，你是一名長照作家，為什麼書裡總時常談及政治？」我也只能苦笑地回答道：「你相信絕大多數臺灣政治人物都是無私為國、為民喉舌的嗎？這樣的社會環境讓你放心、安心嗎？您相信升斗小民的生活裡，能有一樣跟政治毫無瓜葛、劃清界線的嗎？」對話頓時陷入尷尬的靜默。朋友遲疑片刻後，搖頭沉默不語。可見，我提出的回答是否呼應、貼近廣大沉默民眾的處境，相信大家的心裡都清澈透明。

政治人物如果一本初衷地單純為人民服務、福國利民，百姓必然一呼百諾群起簇擁，各自安居樂業。然而，二十年來臺灣的政治歪風每況愈下，愈演愈烈，為了一黨之私或個人「錢」途，其手段已經幾近寡廉鮮恥的無所不用其極。食髓知味的政客們一再得寸進尺，變本加厲地侵犯、踐踏人民最基本的合法權利。人們平靜地提出訴求或抗議，卻被如影隨形地「查水表」，難以安生。眼看社會諸多角落許多人生活的苦不堪言，在貧窮中掙扎度日，有正義感的你能繼續袖手旁觀、保持緘默，繼續戲謔地甘於做死老百姓的自嘲嗎？若然，那也只好繼續苦笑心酸地目睹一代又一代的階級複製和道德沉淪……

參加過幾次座談會，發現七、八年級生對於父母未來的長照安置問題一點都不重視，這讓我非常驚訝，十分感慨──不過才一個世代的差距，臺灣人的親情觀念卻已變得如此淡薄，真令人匪夷所思！七、八年級生尚且如此，遑論九〇後的思維差距了。而四、五年級生對於自己本身未來將面臨的長照問題，也往往只有一個模糊、籠統的認知輪廓，讓人不免替他們多幾分擔憂。

二〇一九年七月，經歷一連串2A30病房難以解釋的事件，讓我們更加確信：許多事並非巧合，反而更像是冥冥中的某種刻意安排，讓你不由自主地走入、參與其中，讓你恰如其分地扮演好自己的角色，並且巧妙地將好幾個人物的生命篇章串聯起來，讓你不得不對上天的安排感動不已、為之震懾折服！我們親眼見證了一位經醫師宣判只剩不到半年餘命的癌末大哥，在不能開刀、不適合化療或電療而只能提供緩和安置形同自生自滅的絕境裡，在短短十個月內奇蹟逆轉，原本已然轉移且佈滿全身的癌細胞頃刻間消失殆盡！同樣是在相同的2A30病房裡，我們也曾經束手無策地看著一個個生命殞落。這些長照患者，他們處於生命的尾聲階段，期間經歷太多不足為人道的複雜情緒，他們用盡生命餘力掙扎奮鬥，卻是「夕陽無限好，只是近黃昏」，餘暉緩緩消失，夜幕即將垂下。

原來在浩瀚的宇宙之間，每個人不過是渺小卑微的行者，但你的每一步腳蹤、每一寸足跡，卻也都或深或淺地印刻在大地上。因此，千萬別輕忽你的每一次選擇，它們可能會是改變你生命軌道的契機。如果你每一步踏踏實實地行去，也許終將能被人發現你的努力，發生讓你意想不到的奇蹟。有見於此，雖然認知到個人見識非常淺薄，能做的也極其有限，仍然義無反顧、心無旁騖地放手去做，寫下這本書，就當自己是個蹩腳駑鈍的信差吧，願能傳達出某些重要的信息！畢竟除此之外，也不知道自己還能做些什麼，還有什麼殘餘價值……

不要因為失望而放棄了希望，在人生的行腳中，失望是最頻繁、最容易出現的挑戰與陷阱，它很輕易能擊倒你、把你絆倒，使你半途而廢。多數人總在屢戰屢敗中黯然投降，心中懷疑：成功真的就在這次失敗的背後嗎？多年的照服觀察真的讓人很有感，我很願意相信人性本善，大家都想「你好我好」，一起努力改善問題。也明白要有耐心，所謂：「雲開霧散終有時，守得清心待月明。」但我更清楚明白的是：「沒有妥善的長照，所有政策都將枉然。」要知道，長照是未來趨勢，往後的幾十年甚至更久，長期照護需求將會大幅度增加，做不好長照，社會安全基石就會動搖，國家經濟進步也會停滯……

妥善了長照，才會有機會更進一步重拾親情倫理；妥善了長照，才能擁有黃金的勞動力，可以心無旁騖地拚經濟；妥善了長照，才能相信自己的未來可以無憂；妥善了長照，才能讓年輕人有餘力生育教養孩子，讓世代綿延不絕。相反地，殘缺的長照，將會讓一切政策猶如鏡花水月，淪為泡沫空談……。這不是恐嚇，也恐嚇不了誰！這只是大家不願去面對、碰觸的事實罷了。

慶幸的是，我們並不孤單！雖然前進的力量微薄，但在臺灣許多不知名的角落，總有著一群人默默地以各自的方式努力，彼此加油打氣，互相鼓勵。這群人日復一日地耕耘灌溉，希望撒下的種子開花結果，芬芳美麗臺灣這片土地！

世間浮雲，淡然或忘。

世局如棋，勝負由它。

世事難逆，但求放心。

每前進一步，必然會留下一腳印跡，無論自己是否留意、別人是否察覺……

第一章

緣起緣滅2A30

二〇一九年六月二十九日，內人接到來自公司組長的電話：「中午十二點準時接班2A30病房D床的個案。」通常需要我們接班的個案若不是來自急診室，就是剛離開ICU（Intensive Care Unit，加護病房），在這樣的時間點接班，通常都是其他照服同仁丟班的狀態。很多人不喜歡接別人丟的班，其中因素不一而足。為何會「丟班」？可能是原本的照服員另有要事，不得不離開崗位；但更多的是患者的問題太麻煩，照服員不想負擔太重，於是隨便找個理由溜之大吉；也可能是照服員被個案或家屬嫌棄，直接換班。總之，原因五花八門，不勝枚舉，有時你可能會聽到讓人噴飯的荒謬理由呢！多想無益，我們準時在十二點前出現在2A30病房的D床。

臥床的是高齡九十一歲的曾伯伯，他慈祥的臉龐露出淺淺的微笑，高大的身長保持不錯的體型。在旁陪伴的是他的小兒子夫婦，和準備交班的看護大姐。我們進門後彼此沒有多說什麼，看護大姐只是簡單地交代照服事宜，就揮揮衣袖走人了。曾伯伯的兒媳當時也丈二金剛摸不著頭腦——一臉懵樣，不滿地說：「不過才照顧兩天，怎麼就突然換人？」小兒子倒是沉默寡言地站一旁，由身材頗高壯的小媳婦主導了一切，她急促的語氣帶著濃濃的東北腔，讓人有些壓迫感呢。

我不禁開口問道：「您東北人？」「吉林！」一句乾脆精簡的回答，這絕對是百分之百如假包換的東北人，哈哈哈哈哈……

接下來，小媳婦快速流暢地簡述了目前情況：曾伯伯和小兒子夫婦同住，這次住院是因為在家無法順利解尿，尿意頻頻卻解不出來。送到醫院，先是掛一般診而非急診，結果因為遇上週末假日遂多耽誤了三天。最後，決定改掛急診，經過緊急處理後住院持續治療。攝護腺肥腫變厚以致尿流無法暢通，這是許多中高年齡男人的常見症狀，因此最容易被輕忽，以為無法解尿並非什麼大事。殊不知膀胱腫脹的嚴重後果甚至可能得付出生命代價，切勿不以為意啊！伯伯的攝護腺應該滿嚴重的，因為病床旁擺了一整箱生理食鹽水，預備一天二十四小時不間斷地注入點滴，尿袋裡排出的血塊、血液也清楚告訴我們置入導尿管時的疼痛不適，有破皮出血的狀況，這顯然是看護者的疏忽造成的吧。

小媳婦說交班的看護大姐有提到伯伯疼痛到難以入眠，會選擇中途離開，我猜想應該是看護大姐撐不下去了。回想交班時大姐的支吾其詞，實在讓人不免心有疑慮。照服員們都知道，接班的前幾天本來就是最勞心勞力，適應了那段過程，一切方能順水行舟、駕輕就熟。何況伯伯床頭上簡單的資料，在在顯示這並不是需要在照服上大費周章的個案，至少目前還不須如此。趁著小媳婦和內人在病房外談話時，我也趨向床前試著跟有一邊重聽的伯伯交談。「伯伯您來自大陸哪裡呀？」伯伯張口慢慢地吐出地方腔濃重、語音含糊的回答。在我當下意會不過來時，小兒子對於類似的對話似乎早已習以為常，他溫和地告訴我：「我爸爸是臺灣人！」「臺灣人？」我突然像被電擊般一下子懵了。心裡兀自OS：「不會吧？九十一歲的臺灣人怎麼能操著這麼一口濃郁又純正的東北腔？」伯伯恐怕也是早已見怪不怪，他接著說：「我十七歲的時候被老蔣帶到大陸去剿共！」有了前面聽不清楚的前車之鑑，這次我卯足全力專心地豎起耳朵，生怕又漏接了話語。沒錯！伯伯很清楚地告訴我他十七歲時被老蔣帶到大陸去剿共。啥!?徵召臺灣青年去大陸剿共？瞬間讓孤陋寡聞的我心頭一震。我以為只有日據時代才有被日本強迫徵召去南洋充當軍伕、砲灰的徵召紀錄，沒想到老蔣也不遑多讓，大陸淪陷後還不知悔改，把視作蠻夷的臺灣人推向敵人的砲口，一心只想傾臺灣之力以洩其心頭之恨，塑造自己的歷史地位。口號喊得震天價響，內心裡卻絲毫沒有對人民的一絲憐憫。

正當我思緒紛亂、怔在當下之際，小媳婦和內人已經悄然出現在病房。事後內人更分享了一則讓人驚嘆扼腕的消息：住院的這兩天，曾伯伯已經被確診羅癌，而且是已經擴散的癌症末期。醫師估計生命的餘額最多不超過三至五個月，難怪小媳婦要拉著內人到病房外竊竊私語那麼久。小媳婦說這個消息有如晴天霹靂，伯伯的子女們完全無法接受——因為伯伯雖然高齡，身體卻一向硬朗，這次不過是攝護腺腫大而住院，怎麼會轉眼間成為只剩三至五個月生命的癌末病人！一時間讓他們慌了手腳，只覺得天地都變了樣，生活全都亂了套，最後勉強商量出一個暫時性的做法，就是：先隱瞞住病情，不讓兩老知道。我能理解且同意他們的決定，將心比心，我相信這也是臺灣多數家庭會做出的決定。

關於看護大姐的提前離開，我和內人很納悶，心想：應該不是因為伯伯難以入眠而撐不下去，看來伯伯的配合度很高，顯然不是一位會輕易麻煩別人的長者；更不可能是知道伯伯羅癌而選擇離開，因為家屬連未來是否讓伯伯進入緩和病房（安寧病房）都顯得意見紛歧，這段時間一定是需要看護的。最後我們達成了共識，猜測也許是出於一個爆笑卻非常合理的原因：她聽不懂伯伯太重太濃的東北腔，卻又不好啟齒！如果這是自費的單人或雙人套房，或許還能逐日適應，可惜這只是人來人往的健保病房，在逼仄的空間裡，對話若需要三番兩次地重複詢問確認，恐怕會打擾到他人。無論如何，丟班沒有引起雇主嚴重不滿，接班的我們也甘心樂意，這樣的結果顯然對大家而言還算圓滿。也許就是這麼簡單的一個語言溝通因素，讓我們有幸與伯伯結緣，甚至得以見證2A30病房的奇蹟恩典。

當日離開病房時我心裡一直澎湃不已，自忖：我無緣參與的民國二三十年的臺灣究竟是怎麼樣的光景啊？一個十七歲少年孤伶伶地被遣送到另一個完全陌生的國度，每天面對的是衝鋒陷陣、生命朝不保夕的殺戮戰場，他是怎麼活過來的？又是如何在異域裡扎根求生存？……」太多太多的問號，能有機會從伯伯的口中得到答案嗎？如果家屬後來決定將伯伯送到緩和病房，那麼伯伯這次的住院只會是短短幾天，自己有沒有機會傾聽、開啟、翻閱這一本塵封已久的血淚紀錄？我真的沒有絲毫把握。只能暗自相信，上天會把我們帶到這裡必有祂的緣由，也自有祂的安排。

第二章

悲苦年代被扭曲的歷史

如果你實際接觸過外省族群，就可以清楚體會所謂的「族群融合」為什麼會如此地不容易，為什麼在臺灣永遠可以輕而易舉地操弄族群議題！多年來，陪著岳父出席浙江大陳島鄉親的餐敘活動，在他們彼此自然地用鄉音對話時，我總是鴨子聽雷，十句裡大約只聽懂二句，其餘八句用猜的，卻總是半對半錯，每每惹得一桌賓客哄堂大笑。

美國的國家發展歷史雖然不長，在族群融合的相關教育上卻很成功，這也許正是它之所以強大的原因；德國和瑞士也是教育扎根至深，人人守法忠誠；中國之所以崛起，除了地大物博原因之外，短期內得力於極權統治的高效率；而我們臺灣，一、二十年的教育教會了我們什麼？族群融合？遵禮守法？抑或固守倫理道德？說真的我自己從社會現況中體會不到，我也沒能從子女們目前接受的教育課程中看到這些！您呢？也許睿智的您能有更多的領悟與感受吧。如果我們沒有打從心裡學會彼此尊重，腦海裡沒有烙印「人生而平等，生命、自由及追求幸福是不可剝奪的權利」的人權觀念，不重視人倫義理，再多的教育只會像是失了根的浮萍，最後連自己都感到茫然與失落……

照顧曾伯伯的第二天，內人發現伯伯的舌苔又黑又厚，這是最常被家屬和照服員忽略的地方。說到這裡，不免又要老生常談地千叮萬囑，也請各位看倌牢記在心。一般長者的照護是否安妥，特別是長年臥床的長者，其要訣不外乎「望」、「聞」、「問」。「望」是檢視身體各處是否清潔抑或累積汙垢，皮膚是否過度乾燥而呈現驚人的雪花片片，背臀部是否出現紅斑或壓瘡，尤其私處的清潔往往隨意而不夠徹底，很容易感染發炎，後續住院至少要打三到五天的抗生素。舌苔也是一項很容易被忽略清潔的部分，長久累積厚黑的舌苔，會在嘴裡成為細菌繁衍的溫床。舌苔也會阻斷長輩品嘗食物的美味，進而造成常見的食欲不振，衍生出長期營養失調、免疫力降低，讓身體健康和精神狀態都每況愈下。有太多東西一開始都以為是枝微末節而不去在意，後來就成為一連串災禍的開端。「聞」是聞身體各處有沒有什麼異味，除非你刻意戴上口罩或有嚴重的鼻竇炎，不然應該可以很明顯地辨別出來。「問」是私下詢問長輩的感受，可惜有太多的長輩在當下是無法清楚表達的，所以更突顯望和聞的重要性了。

伯伯口腔裡面那些可怕的厚黑舌苔，在在強烈說明家裡子女晚輩的忽略程度。雖然伯伯看起來仍然行動自如，但畢竟已高齡九十多，難免有很多地方還是不大方便，而離開的看護大姐也許不習慣檢視口腔，或是有看到但無暇處理。畢竟如此之厚的舌苔至少得處理三天並分成六次，才能讓伯伯在不會感到不舒適的狀態下完全擦拭乾淨。

伯伯描述他的遭遇時顯得非常輕描淡寫，完全無法置信這是一個什麼樣的胸襟、領悟與格局，才能成就他這般的寬厚、仁慈與和藹，說話時沒有情緒，沒有激動，沒有一絲怨懟。他甚至在談話中對於所有經歷過的苦難與不堪根本完全隻字未提，放下到讓你連提問的勇氣都沒有，深怕冒瀆了他的純淨心靈。

在這塊土地上，民國一、二十年代出生的長輩，紮紮實實地伴隨著臺灣經歷一次又一次的苦難，數不勝數的災禍。有些是他們能理解的，更多的卻是他們所不能理解的，而這些他們所不能理解的傷害，包括在戰爭中的殺戮，毫無疑問都是來自於當權者的命令。不都是自己人嗎？怎麼會彼此槍口相向無情掃射、壓制呢？這下他們更懵了。然而，所謂：「一枝草，一點露。」在性命交關之際，人總想活下去，這也激起了他們內心深處強烈的求生意志。長輩們像是一頭牛，認命負軛，總是埋頭苦幹且容易滿足，不怨天不尤人，願意為晚輩的幸福而自我犧牲。我的父母也屬於那一代，這是臺灣歷史最豐富、悲壯、偉大的一代，沒有他們的努力哪來今日的臺灣奇蹟!?民國十八年出生的伯伯小我父親四歲，在百廢待興亟需勞動力的年代，臺灣無分城鄉，家家戶戶全力弄璋弄瓦，勞動人力因此爆炸性增加，這也讓每戶家庭的開銷變大，人人勒緊褲帶，生活捉襟見肘。伯伯十七歲適逢國共內戰，國民黨節節敗退，那是一個遙遠又陌生的，跟臺灣人民沒有直接關係的戰場。戰況危急時，老蔣給臺灣當局下了疾疾律令，要求臺灣在最短時間內補足一定的青年兵。於是臺灣當局迅速地發起強迫出丁的徵召政策，說半推半就也好，語帶脅迫也罷，這是一個急如星火沒有轉圜餘地的指令。

我內心忐忑地詢問伯伯：「所以……伯伯就被抓去從軍了？」不料伯伯的回答讓人十分錯愕：「沒有，我是自願的。」原來當時的家族只要有符合徵召條件，至少都要派出一個男丁前往戰場。伯伯說當時堂哥已經結婚不符資格，而他又是家裡的長子，有見於家裡的經濟窘況，政府開出的優渥條件不啻是陣及時雨，所以他決定一肩扛起，讓家族不再困擾與不安。本以為短短幾年就可以天倫重聚，卻演變成悔不當初的終身遺憾。四十幾年後重回家園，才從胞妹的口中得知，當年政府答應給家庭的津貼沒過幾年就無疾而終，任誰也無可奈何。伯伯在斷斷續續地憶述的過程中，其實態度是輕描淡寫的，上述字裡行間所表現出來的情緒，其實都是我個人義憤填膺難以壓抑的反映。請原諒我沒有辦法完全置身事外，能描述得如此不帶煙硝，可知我已經盡力了。

敘述到此，我的思緒突然轉到年長伯伯四歲的父親身上。身處相同年代的父親，若非當年早婚生子，他一生的際遇會是如何？眼前的場景也會是他晚年生活的寫照嗎？答案顯然是無須懷疑的！

第三章

四十三載顛沛流離，身處異域舉目無親

我想，我們一般人實在很難體會，曾伯伯當年離家趕赴戰場，和親人生死別離的那一刻，內心的悲苦是何其巨大！那根本就是「風蕭蕭兮易水寒，壯士一去兮不復還」的訣別呀！仗要打多久？何時能回故鄉嗎？內心的疑懼不安，可以想像和理解，但伯伯卻一個字都沒有提起。他永遠是語氣平靜和緩，甚至面帶微笑地說著、談著。算是被半哄半騙地簽了賣身契的伯伯，也許壓根兒也沒有想到這一去可能與親友天人永隔，手裡拿到的其實是一張有去無回的單程船票吧。伯伯自嘲地笑了笑，吐出一句：「被騙了！是啊！被騙了。」我們都笑了！我自己不知不覺笑出了眼淚，笑聲中夾雜著一股非常複雜的情緒，複雜到連自己都說不出一個所以然來。此外，還有一股想要擁抱他的衝動，不過最終因為擔心過度唐突而硬生生克制住了。四十三年的滄桑故事，竟然只能在這麼尷尬、無奈的笑淚中，任時間緩緩滑過……

一批為數不知凡幾、臉龐稚嫩青澀的年輕人就這麼粗糙、匆促地被推入戰場，那原本習慣拿鋤頭與鐮刀的雙手，瞬間轉換，拿起刺刀和長槍，與本是同胞的敵人兵刃相接，互相拚個你死我活。瞬息萬變的情勢，未能給予他們任何學習戰鬥技能的機會，這樣的軍隊真的是在打仗？還是僅僅把人當成砲灰，作為當局苟延殘喘、拉長戰線的犧牲品？該用什麼字眼來形容主事者的蠻橫跋扈，是心狠手辣？還是喪盡天良？抑或者是喪盡天良的心狠手辣？真的還有未被銷毀的史書檔案，忠實記錄這些曾經發生過的一切嗎？我深刻懷疑！失去江山後的蔣介石，攜家帶眷，沒有任何遺漏，費盡千辛萬苦、奔波勞頓地將一車一車、一船一船的古物與黃金運往臺灣，想盡辦法在砲火中搶救他倖存的子弟兵，輾轉來臺另起爐灶。然而，那群才剛被送到前線，與解放軍廝殺的臺灣青年，卻被拋棄了，任由他們自生自滅，不聞不問……

伯伯的五官外貌看似健全正常，實則在短短幾年的戰火拚搏中，失去了右眼的視力和右耳的聽力，雙臂和身上更有無數或大或小的傷疤，經過七十餘年的戰後歲月依然隱約可見。然而，關於這段過往，伯伯一樣是絕口不提，這和其他喜歡吹噓當年戰場英勇事蹟的老兵相比，真是截然有別。既然，往事對伯伯而言已如雲煙，不願追憶，我也只能模糊地猜想當年呼天天不應、喚地地不靈的臺灣青年軍，他們所可能度過的歲月，那是多少次遍體鱗傷、肢體殘破的午夜夢迴啊……那又是一幅多麼淒涼絕望的畫面！諷刺的是，在伯伯投入戰場後，不出數年國民政府兵敗潰退，旋即被共軍收編，送到軍校短暫學習基礎戰技，後來又被丟進抗美援朝的混亂戰役，當下只能先求保全性命不敢再圖其他，這也讓伯伯回家的路愈來愈遙遠。伯伯後來喪失了右眼、右耳，在部隊裡形同廢人，終於能用殘疾換得卸下槍械。所謂：「禍兮福之所倚，福兮禍之所伏。」誠然哉。一個二十幾歲的臺灣青年，舉目無親地在天寒地凍的大陸東北，僅靠身邊積攢的微薄軍餉，耳不聰、目不明地開啟了另一段艱困的異域求生漂流。

伯伯不慍不火、語調緩慢地述說著，退役後他到處漂泊，認真打拚，隨時抓緊時間努力學習，最終獲得專業的會計技能。言語中可以感受到他的隨遇而安和怡然自得，這恐怕是伯伯人生回憶中最豐富多彩、最樂在其中的一段美好歲月吧。在東北顛沛輾轉了幾年，最終落腳於東北吉林的一處礦場，規模大到看不見盡頭，遍處盡是煤炭開挖的痕跡，工作環境非常險惡。後來發生了幾次礦災，伯伯說最嚴重的一次最少活埋了上千人，問我有沒有聽過？我只能啞然失笑地搖了搖頭。很想告訴伯伯，即便老么來得及出生在那個年代，也不見得會全盤相信來自對岸的消息，畢竟兩邊當時都是戒嚴時期，對於情報有嚴厲的管控與操作。例如：大躍進造成的三年饑荒，人民有的連樹根樹皮都吃不上，只能吃土，這是大陸傷痕文學的真實紀錄，非虛言也；而大陸那邊說臺灣人民一窮二白，只能吃香蕉皮充飢。說實在的，在當下的對抗情勢中，人民根本撲朔迷離，難辨孰真孰假。伯伯聽後笑了笑，沒有表示什麼。

顯然，老天為你關了一扇門，就會另開一扇窗，伯伯真有福報，就這樣在一次又一次的磨難中倖存了下來。活是活著，但想要在民風剽悍的東北地區出人頭地談何容易？令人敬佩的是，伯伯有堅毅、聰穎、圓融、自律等人格特質，在工作上兢兢業業，慢慢地嶄露頭角，深獲上級信任，後來升遷至一處礦場當場長，最終被指派經營鄰近的木材廠，並委以經理的職位。伯母聽到這裡，似乎突然勾起許多回憶，插話說起了新婚時家裡的盛況。她說丈夫不菸不酒，可是下班後家裡總是高朋滿座，熱鬧非凡。伯伯生性好客，櫥櫃裡擺滿了各式各樣的白酒，一開始是伯伯買來招待同事喝的，後來同事們也自己帶過來，數量多到櫥櫃不夠放，只能擺到桌上或地上。

伯母的思緒漂移了良久，過了一會又幽幽地說道：「那時你伯伯一個月總有半個月需要出差，家裡幾乎只有我一個人在發落。」伯伯笑了笑，突然蹦出一句：「對呀！那個時候我像空中飛人似地在國內、國外飛來飛去，不是召開會議就是洽談生意。」伯伯與伯母談話之間神情洋溢著幸福，彷彿短暫回到當年一樣，2A30房裡瞬間充滿了東北人的熱情與豪氣。

難以想像伯伯的人生竟然是這般戲劇性地峰迴路轉，精彩程度甚於電影情節。在這些成功的背後，其實始終有一條無形的絲線，無時無刻緊緊地勒住伯伯的心房。在四十三年後的某一天，得知可以返臺的那一刻，伯伯毫不猶豫地對他的妻小說：「我們回家！」沒有絲毫猶豫，沒有任何眷戀，有的是迫不及待的滿心歡喜與期待。

我想這就是尋「根」吧！在不堪回首的四十三年後，願意放棄一切所有，重新回到他的「根」之所在。伯伯如此義無反顧，讓人動容。

第四章

回家——漂泊無根的浮萍終於扎根原生土地

伯母是讓人意外的東北女子。身材嬌小，說起話來溫柔婉約，不帶一點急促，更沒有大咧咧的高亢音調，舉止有禮，常常對我跟內人點頭致謝。伯伯與伯母年紀相差整整十一歲，這真的令人好奇不解：當年伯母怎會在花一般的雙十年華，委身於三十一歲卻已經歷盡滄桑的伯伯？但不管我如何迂迴欺敵，嘗試不經意地提問，他們總是回以淺淺的一笑，口風非常緊，一點兒都不會說溜嘴。後來想想，這本來就是屬於他們倆之間的小祕密，應該也是最幸福甜蜜的回憶吧，實在不該強人所難，留一點想像的空間豈不是更好！

成家後的伯伯可說是家庭、事業兩得意，算得上是苦盡甘來了！在遙遠的長白山腳下落戶扎根，家庭成員一個一個地誕生，成長，茁壯。伯伯的人生有始料未及的轉折，有命懸一線的惶恐，有坎坷艱辛的奮鬥與頭角崢嶸，還有彷彿孤舟永遠無法靠岸停泊的鄉愁。這種撕心裂肺的鄉愁，無分晝夜，不論春夏秋冬，在貧苦無依的歲月裡，或在輝煌成功的光影下，不時在內心深處澎湃著，蠢蠢欲動著。

而在海峽的另一端，伯伯的家人們終日鬱鬱寡歡，生活就像斷了線的風箏般再無依歸。自從目送伯伯離開後，伯伯的父親像失了魂似地終日沉默寡言，只能夜以繼日地埋頭苦幹，藉著每天濕了又乾、乾了又濕的汗水，流瀉內心滿滿的自責和苦楚。思念是人生最痛苦的煎熬，伯伯的父親終究沒能等到父子團圓、互訴酸楚的那一日，臨終前始終掛念著孩子的生死下落。他慎重地交代么女，後院的一座平房是專為伯伯留的，無論如何都要想盡辦法把伯伯接回臺灣，這是他唯一的心願，而這也變成伯伯的么妹一生久久無法卸下的重擔。一九八七年臺灣政府宣布解嚴，開放兩岸探親，讓數十萬個因戰亂而拆散的家庭，終於能再度團圓，滿足兩岸人民的殷切期盼！雖然公平常常不在正義的一方，但請相信它遲早會到來，悲憫也會在最需要的時刻伸出它的雙手安撫擁抱你。猜想伯伯突然接到來自臺灣的家書時，應該是雙手顫抖、全身觸電般地驚嚇不已吧……

雖然開放兩岸探親了，但尋親的過程絕對不像《超級星期天》節目裡阿亮的尋人任務那般輕鬆寫意，反而是另一場繁瑣、複雜、勞心勞力的艱困戰役。多虧了伯伯么妹的鍥而不捨，過程中只要稍有不耐或哪裡沒留意到，父親的遺願都將成永遠的遺憾！單是要查詢哥哥是生是死，就讓她花了很大的心力，跑了很多單位去提供資料、查詢、申請文件、填寫資料……。疲憊不堪地完成送件之後，就只剩沒消沒息的漫長等待。所謂「皇天不負苦心人」，最終傳來了伯伯的音訊。

伯伯的么妹欣喜若狂地說道：「哥哥還在！哥哥還活著！」也許一切都是父親冥冥之中的庇佑吧！小媳婦說當時的書信往來，需要透過香港、馬來西亞、日本輾轉寄送，彷彿走私偷渡般地驚險。民國七十八年時伯伯六十一歲，臺灣終於透過兩岸協商，讓這批可能所剩無幾的老兵（勉強稱其為「老兵」吧）重返家園。備嘗艱辛的等待，反而比在戰場上出生入死還要難熬百倍。儘管伯伯的子女那時早已在大陸完成婚嫁，伯伯還是堅定地表示：「回家。」完全沒有絲毫猶豫。除了大女兒的丈夫因為經營事業無法回臺之外，其餘四個子女及家眷浩浩蕩蕩地伴隨伯伯欣喜返臺。我想當時的臺灣對他們而言，應該是讓人極其嚮往、遍地黃金的福爾摩沙吧。

第五章

家家有本自我解讀的無字天書

唐朝賀知章的〈回鄉偶書〉詩曰：「少小離家老大回，鄉音全改鬢毛催。」一這是遊子久客異鄉、返回故里時的感懷。轉瞬間四十幾年過去，伯伯終於回到他生長的地方，子女家眷也相繼在臺灣落腳生根，安居樂業。除了最小的兒媳陪在身旁外，其餘子女也都定居附近地區，尤其相較於他們以前生活的地廣人稀的大陸，一點也談不上「遠」這個字。

也許因為尋常的住院卻意外診斷出癌末的現狀，讓子女們格外擔憂，於是更殷勤、更頻繁地出現在病房裡。伯伯的子女都非常和善、平易近人，言談間可以看出伯伯優良的門風與家教。當然，出現頻率最高的還是住在醫院附近的小媳婦。這個大咧咧的東北姑娘說起話來像機關槍般砲火四射，性子急躁且言詞犀利，對伯伯說話雖然是輕言軟語，看似個克盡孝道的好兒媳，但總覺語氣顯得有些造作，沒那麼真心。後來，看見她的某個舉止，讓我不敢恭維，遂開始有了戒心。

小媳婦原本就是家庭主婦，沒有上班，全天候地在家裡陪著兩老。現在伯伯住院了，每天的午餐也都是她在家裡備妥了帶來病房，並親手緩緩餵食。有一次餵食後，可能想表現她的賢淑吧，說要幫伯伯擦擦臉、擦擦手讓他涼快涼快，就拿了毛巾去化妝室，想把毛巾用水沾濕。當下我心想：「這媳婦還真貼心，委實讓人感動。」說時遲那時快，小媳婦已經以迅雷不及掩耳的速度在伯伯的臉上和雙臂擦拭，瞬間大功告成。那模樣就像隨便拿了一塊抹布，在黑板上隨意來回擦拭一般，其漫不經心的動作讓人感覺非常不舒服，甚至心疼伯伯受到如此粗魯對待。看到這一幕，我們夫妻倆彼此互相使了個眼色默不作聲。此時，除了面面相覷，還能做什麼呢？她是家屬，我們不過是看護呀，哪裡有置喙餘地！也許伯伯已習慣了這位兒媳的行事作風，說不定還心裡讚許呢。不過，可能有人和我們的觀感相仿，例如伯伯的兩個女兒每當類似狀況發生，就不自覺地發出無奈嘆息，欲言又止。

臺灣人不管談論的是自己的抑或別人的家務事，說到最後總會老生常談地丟出一句「唉！家家有本難唸的經」來做Ending，而且開頭千萬不要忘了要先發出「唉」的一聲，來總結雙手一攤的天命無解。家家有本難唸的經？既然有了經怎麼會難唸？也是啦，難唸在於是各自解讀，難唸在於人總有私心，難唸在於彼此沒有敞開胸懷推心置腹吧！伯伯的大兒子和兩個女兒來探視的時間，經常都會巧合地錯開小媳婦的午餐時間。剛開始我們也都不以為意，不做他想。久而久之，從她們言談間的弦外之音，多少領略隱藏其中的某些無奈和憤懣，對於伯伯家的這本經書也粗略有了輪廓。他們兄妹其實都非常孝順，雖然分散在鄰近地區，卻曾經有過一段長時間非常努力地想勸服父親，希望父母搬去與他們一起住。他們（包含兩個女兒）都異口同聲地表示：願意無償地、不須任何對價地奉養父母。原來，很久之前伯伯曾固執地做出決定說，他絕不搬離這個家，也絕不可能跟女兒同住，但老大和老么這兩個兒子，誰願意跟父母一起住，誰就能獲得伯伯的資產和每個月的年金。老大在中部開店經商有年，老么本來就一直待在父母身邊，可知伯伯這樣的決定其實也同時宣布了結果。兒女們對父親做此決定的心路歷程雖然無法細膩體會，也無從深入理解，但既然是父親的心願，體貼配合，就是孩子們的孝順了。對孩子來說，只要兩老確實獲得了細心的照護，再也沒有比這更重要的事了！尤其當他們想到父親曲折殘碎的一生，晚年能回到這個他曾經空白了四十三載的故鄉，孩子們自是替父親感到欣慰，因此父親對這個老家所表現的任何強烈依戀情感，他們都能接受，都不以為太過。

大兒子穩重內斂，不多言多語，挺像伯伯的。兩個女兒善良乖巧，眼神每每流露出對父親的心疼不捨。如果不是我建議她們考慮在伯伯未來如果有需要時，讓伯伯可以在緩和病房得到更完善的照顧，她們也不會輕易提起她們的諸多無力感與無奈。之前也跟小媳婦提起過這事，但其回應曖昧模糊、不置可否地支吾其詞，後來我才會多嘴地又跟伯伯女兒提起。其實她們心裡都清楚父親對小弟的偏袒呵護，也從不在意父親對資產的分配，只是弟媳長期強勢地對她們的建議置若罔聞，委實讓她們倍感焦心，就連想自費幫父親購置她們認為父親需要的物品都得先獲得弟媳的首肯才能付諸行動。未來，她們也沒有把握能幫上父親什麼忙，焦慮的臉龐更顯陰霾重重。有見於此，我也只能無奈地回答以很庸俗的這句：「家家有本難唸的經。」確實容不得外人多所置喙啊。打開你的Book吧，至少讓別人清楚易懂地閱讀你，至於別人願不願意也Open Book就只能隨喜自在了！

單純的點滴日復一日不停地注射下，內人照顧七天之後伯伯出院了，加上看護大姐照顧的二天，一個輕微攝護腺腫大解尿困難的症狀，拖延三天的結果付出了住院九天的代價，也許我們該學會不要輕忽老人家任何的身體不適。尤其是臥病在床的這九天，對伯伯本來的行動能力已造成極大的影響，健康狀況明顯每況愈下。讓我極其遺憾的是，伯伯說他曾努力記錄下在大陸時期的所有人生遭遇，每頁寫得密密麻麻的一大疊，本想著回臺灣後可以有機會付梓成書，不過可能是在返臺前的整理時遺漏了，他找了好久好久卻杳無蹤跡，也不記得塞到哪個角落去了。如今若想要提筆重寫，恐怕也是心有餘而力不足，何況記憶力也大大減退了。真的真的好可惜，一段珍貴史實的縮影就這樣消失無蹤了！值得安慰的是，伯伯最終回到了他念茲在茲的家園臺灣，他再也不用漂泊，終於能落葉歸根了！

至於不久的未來所將面臨的問題──「能否在緩和病房結束最後的生命旅程」，更是無法拖延，遲早得做出決定。然而，眼前兄弟姐妹們最迫在眉睫的憂慮，是趕快聯繫遠在東北的大姐，因為在那個沒有開放旅臺的城市，繁瑣又耗時的申辦流程，誰也沒有把握能讓他們父女見上最後一面。我總覺得，為即將逝去者的人生劃下圓滿的句點，固然是人之常情，但更重要的是，讓生者也了無遺憾吧。

啊，臺灣海峽呀臺灣海峽呀，你這個黑水溝，千百年來，隔斷了多少親情，流逝了多少悲愁……

第六章

號角響起：由靜至動，2A30轉化成溫暖的家庭房

跨入2A30的一刻，感覺這個病房異常安靜，瀰漫著沉重與沉悶氛圍，彼此間鮮少對話交流，淡藍色床簾將四張病床隔開，使每位病患得享獨立空間，但似乎也互相孤立起來。這樣的病房，像監獄般冷酷，又像柏林圍牆般把人分出敵我，彼此設防，彷彿連空氣本身都小心翼翼地供給，不敢隨意流動。不少看護喜歡這樣的密閉，甚至會刻意拉上床簾與外界隔絕，創造完全屬於自己的空間。可惜，這應該是基於想獨處或需要安靜休息時的權宜辦法，而不該成為全天候讓彼此感覺疏離冷漠的病態環境。尤其是A床和D床的個案，會因此長期處於見不到陽光的幽暗空間裡，這對他們的復原只有百害而無一利。而緊鄰著窗戶的B床和C床，雖然不缺陽光，但病房內瀰漫著病懨懨的氣息，連呼吸都覺得緊迫而不舒坦。之所以會有這樣的現象，通常只是因為其中某一床經常性地拉上床簾所引起的蝴蝶效應。病房本來就是一個冰冷不健康的地方，如果每一床都這樣自我孤立地退避到個人狹小幽暗的密閉空間裡，沒有對話交流，沒有輕鬆笑語，不能彼此打氣關心，這樣的病房還能剩下什麼!?

下午，內人輔助伯伯梳洗完畢整理妥善之後，靜靜地走到隔壁C床，探頭看見C床的大哥一臉愁容地蜷曲坐在陪病床上，於是輕聲詢問道：

「大哥拍謝！您介不介意打開床簾，讓阿伯也可以照照陽光？」

「不要緊！不要緊！這樣他也可以心情好些，妳儘管打開沒有關係。我有需要再拉上就好。」聲音顯然是熱切而歡迎的！

內人一邊道謝一邊輕輕地收起床簾，一邊問道：

「大哥怎麼不躺在床上休息，卻窩在這裡打盹⁉」

「我沒有辦法躺著睡覺啦！一躺平馬上就痛得要坐起來，我已經連續兩個月都沒有躺在床上睡過了，只能像這樣蜷縮坐著睡……」

驚人的回覆讓我們更加心疼地想了解並提出協助。C床的孤獨個案叫阿豪，小我三歲的年紀。孤獨的不單是他的形單影隻，更是他內心世界的惶恐驚懼，看來這又是一個足以醒世警惕的個案。世上總不乏悲劇收場的故事，而且總能教人掬一把辛酸淚，如今人心不古，好像太圓滿的結果已不足以打開人們的堅硬心房！一個簡單的舉動卸下有形的床簾，卻拉開了彼此間無形的心之帷幕，也上演了2A30一連串不可思議之戲劇性轉變的序幕，一場讓我們永生難忘的奇蹟恩典。

內人說她也不曉得從什麼時候開始，2A30四床的床簾都靜悄悄地打開了，只依稀記得當天傍晚起，她跟其他三床的個案或家屬，開始有了對話。突然間２Ａ３０好像吐出一大口穢氣，漸漸恢復生機活了過來，有了交集，多了對話，還時而夾雜著此起彼落的笑聲。是啊，這不正是此刻他們最需要的日常生活嗎？能和病友，像鄰居或親人一般互動。中午時分我們就已經察覺病房裡的其他三床都是家屬照護的，所以病房裡只有內人一位專業的照服員。因為伯伯的和藹開朗及善體人意，加上他不需要太多的照服動作，很快地內人又變成一對四的照服工作者。打成一片的熱絡，讓家屬和個案都放心地主動尋求內人的協助，內人也來者不拒，盡己所能地一一提供自己的專業和經驗。我很樂見此轉變，更放心內人處於這樣的病房環境，雖然難免忙得不可開交，但心靈卻十分喜悅與充實。在中午幫內人送餐陪伴的幾個小時裡，我通常也變成了病房個案點餐的跑堂快遞，和陪伴的心理諮詢師，偶爾插科打諢故意引起滿堂哄笑，這是我們在病房裡最開心滿足的一刻，而「信任」就是他們給予的最大報酬，也是我們最甜美的收穫。

第七章

一位深井鑽鑿師傅的故事

——有淚不輕彈的單親爸爸

拉開床簾前，阿豪是一位行動無礙卻很安靜的患者，他沒有太多積極的治療，不免讓人霧裡看花，疑惑這位患者究竟來治療些什麼？掃除障礙後的2A30也讓我們清楚知道A、B兩床都是癌症患者，因為他們床邊的精密點滴注射器是專為癌患所使用。阿豪目前的最大障礙是他困擾已久的沒有辦法平躺，因為沒有辦法平躺讓他無法順利完成更多更精密的檢查，因為沒有辦法平躺他只能更具耐心地配合醫師用藥改善。然而，阿豪現在最缺乏的就是平靜和耐心，因為睡不好引起的煩躁一直安撫不下來，也因為這已經是近二個月來的第三次住院，在這之前都沒辦法順利完成檢查即匆匆出院，難怪會躁動不安。也許這也是老天交付給我們的任務吧——安撫他的心靈。

阿豪是一個深井鑽鑿的工作業者，足跡可能踏遍臺灣各地，他津津樂道地說著幾處感覺很具知名度、深度都遠遠破千公尺的作品。常常一個工程就得駐紮數月之久，通過各式工程經驗積累，他已經非常熟悉各種炸藥和化學物品，且運用自如，汗流浹背是他每天的日常。我想正所謂「隔行如隔山」，每個行業都有其辛苦之處，反正如人飲水，冷暖自知吧。深井鑽鑿業雖說薪水很優渥，但高報酬的背後，卻是每天臨深履薄，冒著生命危險的拚搏。其工作狀態絕非外行人所想像如秋高氣爽般的悠閒，反而是得時時提心吊膽、戰戰兢兢，不容一點意外發生。也許是經常需要離鄉背井，以致婚姻出了問題⁉讓阿豪成了單親家庭，父兼母職獨自扶養著三個孩子。我沒有細問他的家務事，只是盡量單純地關心其他方面的問題。可想而知，這種深具危險，又得在烈日下出賣勞力的工作，換來的必然是一身黝黑精實。中等身材的阿豪顯然經過幾個月的病痛折磨後稍顯清瘦，而戕害他人生更劇烈的恐怕是每天不離手的菸、酒、檳榔、提神飲料和大吃大喝的不當飲食吧。說到這裡，阿豪靦腆尷尬地笑笑，隱約流露出為時已晚的內心懊悔，卻又故作瀟灑地說：「如果檢查出什麼毛病，也是自己做出來的，怪不了誰！」因為有扶養三個兒子的責任壓力，逼得他四處奔波，賣命工作。雖然賺進了金錢，但同時也失去了與孩子的相處時間和管教機會。我們在病房陸續見到了阿豪的三個小孩，年齡都只有二十初頭，看得出來都沒有好好讀書。兄弟仨從小的到大的，一個比一個還魁梧壯碩，虎背熊腰，身上處處刺青圖案，完全不像阿豪。老大和老二，一個開大貨車，一個開拖板車，都遠在東部跑，相對地收入應該也足夠優渥。老三好像剛初出社會，還在尋覓工作。兄弟三人雖然不善表達卻勤於探望，也都能感受出他們的掛慮和忐忑不安。這三個兒子一直是阿豪心裡頭最重要的親人，也是他唯三的掛念和煩惱，所謂「最難天下父母心」吧！而今的阿豪，已不復年輕時的豪邁熱情，長期的身體疼痛將他的意氣風發消磨殆盡，不知何年何月得以康復的憂慮，也讓他變得意志消沉。

兩個月前，阿豪曾因難忍劇烈疼痛而緊急求診，急診的當下即被留置住院，卻因為疼痛難耐無法接受斷層掃描。半途而廢之餘，他又繼續依賴酒精麻醉自己，捱過每夜蜷曲而坐或醒或睡的不堪折磨。二個禮拜前，他又自行入院尋求診治，經由麻醉的輔助終於又推進了斷層掃描室。這一次撐得比較久一些，應該能順利進行吧？誰知檢查還沒結束，他又痛得乍然坐起，可惜再次以失敗收場。這是極為少見又令人束手無策的案例。看來醫護人員已經完全幫不上忙，只能一緩再緩地耐著性子，等他的疼痛感緩和至能忍受的程度，才能再繼續往前推進了。我習慣坐在陪睡床和他聊天，順勢將他趕回床上，鼓勵他或坐或臥，只要比昨天多躺個幾分鐘都是驕傲的進步。「要堅持下去！過不了這一關就沒有下一關了，因為沒有人知道你的身體發生了什麼問題，自己要多多加油！」

阿豪笑著說：「你們夫妻簡直就是老天派來虐待我的，二十四小時地輪番監督，簡直是無處可逃。唉，真的幸虧有你們，謝謝你們！哈哈哈哈……」

事情還不僅止於此呢！A、B兩床從我們的聊天中得知阿豪的情況後，立馬也加入了監視的行列，總七嘴八舌地提供我們許多失察的軍情機密，搞得阿豪苦不堪言，不斷搖頭靦腆地笑。就在這樣彼此關心的氛圍裡，慢慢見到阿豪可以試著在床上躺著小憩，當然這一切都還得在麻醉藥效輔助下才能進行，但能看見這樣緩慢的進步，心裡的感動早已逾越一切。尤其很容易因小事就玻璃心的我，對眼前上演的劇情進展確實充滿了感激。經由大家一起加油鼓勵，阿豪人生的漫長隧道雖依舊幽暗未明，但似乎已隱約可見盡頭的光芒，令人振奮，充滿希望！只是走出隧道後迎接他的會是什麼樣的一幅風景？是平坦的康莊大道？還是另有一座又一座幽暗隧道？

第八章

上天巧安排，一切皆大歡喜

B床的個案在例行性的短暫化療結束後如期出院了，不久他會再回院進行另一次週期性化療。除了自己照顧的伯伯外，內人最常幫的就是A床的呂伯伯和C床的阿豪了。呂伯伯是2A30最資深的班長，年紀也不過才七十多，進進出出醫院病房已經成了家常便飯。呂伯伯前額腫了一個很大的包，大家卻都彷彿視而不見，絕口不提，因為醫師和家屬也從來沒有談過。陪伴他的是大兒子和媳婦，夫婦兩人噸位相當，尤其媳婦更不容小覷，除了享用先生帶來的豐富餐點之外，其餘時間總見到她如一尊臥佛般安詳穩睡。難怪臥床的呂老總是毫不忌諱地連篇謾罵：「懶惰散漫沒有出息！」「好吃懶做叫不動！」「對啦！恁爸賺的錢足夠讓你們這輩子遊手好閒綽綽有餘啦！」諸如此類。總之，三字經、五字經流暢地出口成髒。

這媳婦看來早已練就金剛不壞之身，對於呂老的謾罵總能做到充耳不聞、依然故我，反正不痛不癢。這場景實在令人有些尷尬——不過，尷尬的卻是旁觀的外人，她本人倒是一副事不關己模樣，真是離奇！眼前，一個是做得心不甘情不願的兒媳，一個是被服務得滿心委屈、破口大罵的家翁，情景有如電視連續劇一般滿屏灑狗血。最後收拾殘局的只能是我的老婆，此時此刻，內人硬生生地取代了這位大媳婦，拾起服侍的工作。唉，誰說太陽底下沒有什麼新鮮事！老婆總說不過是舉手之勞的小事，至少讓其他病患能耳根清靜些，又何樂而不為？我倒不想多費唇舌去為那位媳婦開脫，畢竟呂老確實沒有言過其實。還好，大兒子對他至少百依百順，不慍不火，永遠笑臉相對，語調柔順，也算是努力孝順了。

隨著時間一點一滴地流逝，阿豪能勉強完成的檢驗也都告一段落，抽血、驗尿、留痰檢驗、X光、超音波、心電圖⋯⋯，能做的沒有一樣落下，單是這一次住院，所耗費的醫療資源，恐怕扣掉一輩子所繳的健保費還有得找了，也挺划算的——這是玩笑話！醫師發現他的肺部鈣化嚴重，散落著七八顆腫瘤，評估不利於開刀。脊椎關節似乎也有腫瘤跡象，必須進行更精密的斷層掃描和核磁共振，之後才能研判目前的狀況。種種令人擔憂的跡象，彷彿層層晦暗不明的陰霾，籠罩在阿豪一家老小心頭，又如緊箍咒般縈迴不去令人眉頭深鎖。父子見面時總感覺到氣氛異常低沉，對話也有一搭沒一搭地欲言又止，似乎大家都不敢深談，也不敢多問，想說些什麼關切安慰的話卻又找不到適合的言詞。每天最輕鬆快樂的時光，就是女友中午下班後，風塵僕僕地幫他帶來自備的餐食，兩個人有說有笑地一邊用餐一邊閒話家常的這幾個小時。據說兩人已經交往了幾年，女友也是離了婚的單親媽媽，在一家民間環保公司做大夜班，獨力扶養兩個十幾歲的女兒，可見也是辛苦人。她女兒很貼心，臉上總是掛著微笑，偶爾會跟著媽媽一起過來。兩人的交往似乎一直得不到女方家長的認同，原因不外乎阿豪遲遲拖延著，看不出有結婚的打算。女友甚至會擔心碰見阿豪的孩子，顯見阿豪並沒有幫助她在這方面多下功夫。我們大概能猜測出幾分：應該是阿豪只想尋個老伴，而沒有認真再婚的計畫。女友是個單純又直腸子性急的人，偶爾口角摩擦、意見不合也會丟下幾句氣話掉頭走人，但一兩天後又會若無其事地出現。這期間她和內人成了無話不談的朋友，才得知她一直有在持續治療情緒病，服用躁鬱症藥物。天可憐見，眼下阿豪的狀況對她而言無疑更是雪上加霜吧。

照顧伯伯的第六天上午，醫師查房後請內人轉告家屬，伯伯的攝護腺治療已經結束，隔天即可辦理出院。雖然欣喜又協助了一次照護，心情卻沒有因而開朗，因為還沒有協助阿豪完成斷層掃描呢！A床的呂老、C床的阿豪突然又陷入原來的沉默低落，如果緣分止步於此，那也是由不得自己，只能接受吧。到了下午，對面的呂老突然呼叫內人過去，告訴內人：明天伯伯出院後，他要拜託內人留下來照顧他。驚喜之餘的當下，內人並沒有馬上答應，而是委婉地告訴呂老，她很願意留下來幫忙，但他長期都是兒子媳婦倆在照顧，最好先徵得他們的意見後，再決定是否雇用。呂老聽完後又是一句：「幹！他們怎麼不會同意？花的是我的錢又不是他們的錢？我說了算！」但終究拗不過內人的堅持，呂老只好說：「好！等我晚上問他，妳放心好了。」我心想，躺在一旁的媳婦聽到呂老的話，內心一定萬分激動，暗暗拍手叫好吧？——啊，終於可以卸下千斤重擔，暫時拋下這辛苦的鬼差事解脫了。果然，一切毫無意外地照著劇本走，對呂老總是言聽計從的大兒子怎麼可能違逆父親的話呢？他心知肚明，就算表示相反意見也改變不了任何結果，到最後無非換來一陣毫不留情的痛罵罷了。此外，他也清楚自己對照服工作一竅不通，常常搞得夫婦倆手忙腳亂、灰頭土臉，也沒能讓父親獲得舒適的照護。我想，他也樂觀其成吧，一來自己能卸下重擔，二來讓專業照服員服務父親會好得多。沒想到在上天的巧手安排下，情況有了如此皆大歡喜的轉折——真是「兩岸猿聲啼不住，輕舟已過萬重山」！

先前打開床簾的一個小舉動，無意中也卸下了許多人心房，讓病房裡的大家成為了家人一般的朋友，互相關心。沒想到，這也大大鼓舞了阿豪的求生意志，彷彿為他打了一劑強心針，他的耐痛指數愈來愈高了，看起來很快就能再次挑戰斷層掃描，中斷過往的二連敗。醫師說這次進去之前要注射足量的止痛劑，顯然這是一次非成功不可的戰役，如果失敗可能會完全潰敗阿豪好不容易建立起來的一絲信心，到時候怕是直落千丈的一蹶不振了！

第九章

為什麼總有人喜歡跟自己的身體過不去？

阿豪的例子在醫院並不少見，甚至可以大膽地說這樣的情況屢見不鮮，相信每個人或多或少聽見過朋友或親戚的類似故事。社會上儘管有些人喜歡無病呻吟，一點小毛病就往大醫院跑，甚至可以耗足一天掛二三個不同的門診，提了幾袋處方藥物回家，卻又每每喜歡自己當醫師，決定哪些吃，哪些不吃，無端浪費社會資源和醫療成本。然而，也有些人習慣悶聲忍痛、諱疾忌醫，他們總是能拖再拖，不願多撥出一點時間關注自己的身體。今天我們在醫院照顧或接觸的患者當中，有不少是平時咬牙忍著身體不適，直到迫不得已才急診住院的人。這樣的人，小病不醫，兀自拖延病情，結果住院一檢查卻被醫師宣布罹癌，而且往往已經是到了癌末，錯過治癒率極高的早期階段，這時也只能捶胸頓足，悔不當初。無法理解的是，為什麼要咬緊牙關忍受病痛？為什麼偏偏要跟自己的身體過不去？是因為被生活壓迫到無法好好喘一口氣休息就醫？還是男兒有淚不輕彈的屁話？大家不是都明白「留得青山在，不怕沒柴燒」的道理嗎？難道是錯誤地解讀「忍一時風平浪靜，退一步海闊天空」的道理了!?以為凡事「忍」就對了？其實，有些事千萬不能強「忍」。對身體長期咬牙忍耐的結果，保證會讓你終身切齒，懊悔不迭！你寧可選擇不讓身體稱心如意，卻妄想身體會大方回饋你健康平安嗎？門都沒有。

這種不該忍而忍的後果，我們在D床的曾伯伯身上看到了，C床的阿豪也一樣是自作自受，幾天後出現、同樣住在D床的周大哥也不例外，2A30的最後成員——B床的小林，更是其中最年輕的一個「忍」者，無一例外。他們都是緊急就醫後，急診下留院篩檢出的癌末患者！拚了命地工作，結果卻是生命異常地提早關機，多麼不智！在他們得知自己已經癌末的當下，以及之後接受療程，數算還有多少日子生命將終結的過程中，勢必經歷驚懼、憤恨、惶恐、後悔、求生等情緒轉折階段，而更多的是抱憾，因為人生戛然而止時，還有太多太多事情未了……。如果對您而言，這些還不足以警世戒慎的話，那我也只能徒呼負負莫可奈何了，祝您幸運吧！

尚未完成斷層掃描前的阿豪，整天無所事事，一派輕鬆悠閒，有時大放厥詞故作瀟灑輕鬆，讓人以為他真的把生死看得很開，其實心裡正日益累積著一層又一層忐忑憂慮的陰霾呢。就這樣又過了五天，終於要第三次挑戰斷層掃描了，只一個簡單不過的靜躺檢查，他卻前前後後住院了三次，這第三次更是整整耗足了十天治療，練習，等待。這狀況看似荒唐無稽、可悲可笑，但如果我們拿他長達兩個月沒有辦法臥床的痛苦相比較，也許會願意以更嚴肅的態度來看待他的問題。帶著這十天難熬的自我訓練成果，以及2A30所有人的祝福和加油打氣，特別還有一劑醫師開立掃描前注射的止痛劑，阿豪終於讓自己和大家都吐了一口長長的大氣，完成了全部檢查。當阿豪被推回病房，虛弱地對我們高舉一個OK的手勢時，2A30只差沒有掌聲如雷，給他一個英雄凱旋還鄉式的隆重歡迎呢。阿豪終於渡過了這重要的一關，真不容易！那麼簡單的斷層掃描，竟然像活活剝他一層皮般讓他痛苦難熬，若不是親眼所見，真的會當成荒誕無稽的笑話呢，天可憐見！

斷層掃描後的第三天，醫師查房後請剛好在病房的二兒子到護理站聽取報告。看多了連續劇的臺灣人，對這樣的情節早已耳熟能詳，甚至會自己加戲，編寫臺詞。如果你是個案主角阿豪，此時你心裡應該在OS：「醫師是不是要告訴我兒子，我已經餘日無多呢？……」總之，阿豪心裡肯定五味雜陳，認為情況不妙。尤其老二回房後支吾其詞、語焉不詳，本就不善表達的他這下子更讓阿豪急得像熱鍋上的螞蟻，病房裡的氣氛一時陷入凝滯沉悶。老二離開後我告訴阿豪，老二本來就沒什麼概念，實在不適合去聽取病情，姑且不論他是否真的聽懂，恐怕也很難正確表達，還是請女友找時間去了解一下較妥當。雖然說是在寬慰阿豪，但我說的確實一點不假，他的三個孩子真的不適合去聽取病情，因為對阿豪只會有弊無益。

果然，隔天女友去聽取醫師說明後，很詳實清楚地做了轉述。不過，那當然同樣是阿豪極不樂見、不想接受的事實真相。醫師說檢查結果癌細胞已經轉移，肺、骨、血液裡都明顯存在癌細胞，尤其肺部的鈣化和七八顆腫瘤最為棘手，因此不建議開刀。醫師還主張必須進一步做切片，核磁共振後再彙整病情，然後才提出可能的治療方針。鐵打的阿豪強忍著悲傷情緒，斷斷續續輕聲地問著、聽著，語調裡滿是生之絕望，落落寡歡。阿豪長久隱忍的情緒終於在二天後一次醫師查房後脫序爆發，他怒氣沖沖地責怪醫師沒有對他據實以告，讓他非常不滿。正要跨出病房的醫師聞訊後回過頭來，一臉不耐煩地全盤托出，然後揚長而去。我想，醫師的心裡應該也是滿腹牢騷委屈吧，畢竟他可能曾考慮過病患的承受程度啊，他是否覺得阿豪真是「狗咬呂洞賓，不識好人心」呢？醫師離開後，內人急忙過去安撫像鬥敗的公雞般的阿豪。其實，彼此都心知肚明醫師也是一番好意，隱瞞肯定也是出於不得已。內人告訴阿豪，他剛剛的言詞的確太傷人。阿豪聞言大夢初醒般喃喃自語道：「真的嗎？」內人告訴他：「沒關係，醫師能理解患者，不會耿耿於懷放在心上的。但是，明天查房時您真的應該跟他說聲抱歉。」就這樣，這無端的漣漪也在隔天阿豪靦腆的道歉後渙然冰釋。

繼續接受進一步切片和核磁共振後的病情沒有太大變化，醫師仍然維持先前的評估——亦即短期不適宜開刀，至於是否接受化療的療程，還得觀察阿豪後續的身體檢驗，看看各項數據是否好轉符合治療。這段期間，2A30的B床和D床來來去去入住短暫化療的患者，原來這間病房也是六樓癌症病房不敷使用下的暫借病房之一。近幾年，罹癌患者激增，使得原來接收癌患的樓層人滿為患，幾乎每個樓層都有好幾間病房被挪用安置多不勝數的癌症病友。

阿豪心裡的煎熬焦慮，直到D床周大哥的出現才重獲生機，情形就像在茫茫大海裡載沉載浮的溺水者，突然望見一根巨大浮木漂來一樣，倍感振奮！一個作風神祕、低調、自在且謙和的癌末例行追蹤患者，卻在我們的心裡掀起一股排山倒海般的滔天巨浪，讓人無法置信，又似一個無可置疑地擺在眼前的奇異恩典，令人歡喜感恩！

第十章
一位低調安詳的癌末患者

農曆七月的臺灣南部，本該是酷暑難當的季節，卻因晚梅而帶來連綿二個月的降雨，雖然稍減炙熱，卻也為掛號求診者帶來諸多不便。一日午後，一位怎麼看都不像病患的中年男子，悄悄地自行走進2A30，在D床停下腳步。他隨身只背了一個小背包，一副輕鬆模樣。近半個月習慣敞開床簾的病房，因為他的到來又起了轉變。他（後來我們稱之為周大哥）泰半時刻都拉上床簾，躲進自己的桃花源不問世事，既不打擾也不多問，更不會四處走動外出，只單純靜靜地在小小天地裡悠遊自在。除了一位二十幾歲的年輕人固定在每天十點左右幫他帶來餐食之外，再無其他訪客出現，感覺神祕又單純低調。由於年輕人出現的時間只比我每日幫老婆帶餐的時間稍早，所以我們在病房的時間有重疊到，每天都能照上面。習慣了病房的我們早已見過形形色色的患者，況且他說話總是輕聲細語，動作也十分輕柔，不曾干擾到其他人的作息，所以也見怪不怪地不以為意。

年輕人應該是他的孩子吧，我們這麼猜，他們的溝通對話總是彬彬有禮，相敬如賓，甚至有些拘謹，反不像一般父子相處時那種隨意自在模樣。年輕人長相斯文，貌似周大哥，顯然受過相當的高等教育，應對有節，進退有度，和阿豪的三個孩子截然不同。年輕人每天就像例行公事一般，準時送餐、陪伴、話家常後離開，節奏反覆而規律，沒有什麼意外插曲。既然確定這是一間癌症病房，那麼這位中年男子肯定也是一位癌症患者，所以我們想當然耳地斷定，他應該也是回院進行例行化療診治之類的過程吧。他整天隱身在床簾遮擋下的私密空間裡，我們自是無從得知他是否正在進行療程的點滴注射，因此也不便打擾，只能把他當成空氣般的存在。何況這個時候阿豪特別需要我們多花時間鼓勵與陪伴，因為在完成所有切片、核磁共振等檢查之後，他的心情早已跌到谷底，非常灰心沮喪。而內人照顧的呂老還是整天對著醫護哇哇叫，從未停止喊痛，好像所有的止痛藥劑到他身上都藥效減半，搞得護理師總要提前為他申請止痛注射。

呂老對內人倒是很依賴客氣，除此之外大概只有醫師他不會去無端得罪，其他人呂老是沒在怕的，他才不管你是皇親還是國戚，說話犀利直接又不留情面。此外，因為沒念過書，又是從小辛苦過來的，使得他習慣以金錢來衡量一切事物的價值。他對自己的成就非常引以為豪且沾沾自喜，所以更看不慣兩個兒子的懶惰揮霍。尤其說起小兒子的劣跡而破口大罵時，那真的是一樁又一樁，如黃河滔滔，如長江滾滾，一發不可收拾。直到首次見到小兒子來探病，我暗中品頭論足之下，大概稍能體會他望子成龍的心何以破滅絕望。比起老大來，小兒子真的是樣樣不如，如果連老大都被父親嫌棄，早晚遭受攻勢猛烈的連珠炮般謾罵，那麼小兒子還能奢望得到輕聲細語的對待嗎？這唇槍舌劍的確厲害之極，這小子可不想自己也像老大那樣弄得遍體鱗傷，最好的辦法就是「整天搞失蹤」，少出現在父親眼前。所謂「明哲保身」，小兒子這種「逃之夭夭」的對付手段，其實是人之常情，一點也不足為奇了。看來呂老除了無奈地接受倆兒子乃不可雕之朽木的事實外，餘生之年恐怕也難從他們身上得到更多安慰和回饋了。

周大哥入住後的第三天，終於和內人有了互動交集，偶爾也會拉開床簾對話聊天，我想這個舉動也是他觀察了幾天之後才放心遞出的橄欖枝吧。尤其在得知內人因個案躁動連續兩天無法入眠，以致口腔潰破不適之後，更主動拿了一小瓶維他命B2給內人，交代她先服用一粒，如果隔天不見好轉再續服一顆。大哥還語氣抱歉地說這是他隨身攜帶服用的維他命，可惜只剩十餘顆了，如果效果不錯請再自行購買。內人回答說她的嘴破第二天已經明顯改善，不須再服用第二顆。然後在跟大哥道謝之餘也進一步詢問並了解了他的一些情況。大哥確實是定期回院做癌症追蹤的患者，他的化療療程已經告一段落，這次是回來做最後詳細的追蹤檢查確定結果。簡短的敘述沒有多說什麼，我們依舊只當他是尋常不過的癌症患者，必須不間斷地回院追蹤與診治，這和其他人的情況差不多，毫不意外。直到第四天下午醫師查房後的宣布，才讓2A30眾人跌碎一地眼鏡，聞言錯愕到當下張口結舌，又驚又喜。

第四天下午四點多，周大哥的醫師循例查房，手上拿著一疊資料，語調尋常、表情沒有異狀地說：「這幾天所有的檢查結果都已經出來，我們很確定你現在全身上下已經完全找不到任何一個癌細胞，所以明天可以辦理出院了。導尿管的部分還是得隨身帶著，因為腎臟功能可能沒有辦法恢復，除此之外一切都可以放心。不過，還是建議你定期回院做檢查追蹤。」

內人轉述說，當下眾人還沒來得及反應時，周大哥也只是態度平常地跟醫師道謝，表達他會持續回院追蹤並確定明天辦理出院事宜。這究竟是什麼情況啊？一個才剛做完化療療程的癌症患者，回來檢查追蹤四天後，竟然被醫師宣告說你現在全身上下已經完全找不到任何一個癌細胞！這是演的哪齣天方夜譚？還是光怪陸離的怪力亂神？抑或讓人神經錯亂的超越時空？但它就是這麼板上釘釘的事實，容不得你不相信、不接受，雖然情勢轉變得有些詭異，也令人感到震撼。顯然周大哥的心情很平靜，而且相當自信這次檢查的結果。內人回想他們的對話中，周大哥曾說回來做最後詳細的追蹤檢查，只是我們從來沒有碰見過類似案例，也不曾猜想會有這般急轉直下的變化。

當晚內人忍不住好奇地詢問周大哥，在他身上發生的不可思議的奇蹟，究竟是怎樣過程。當然，也希望藉著周大哥的親身經歷，讓瀕臨絕望的阿豪燃起求生欲望，此外也可以提供二天前入住的B床小林一些參考。我完全可以理解當晚阿豪和周大哥對話時所表現的熱誠與殷切，如果還有一線生機，誰會讓生命任由老天爺擺佈、束手待斃呢？周大哥不也是因為奮力反擊而逆轉命運的嗎？當晚內人在電話中跟我轉述當天下午所發生的一切時，我甚至壓抑不住激動狂亂的思緒，徹夜輾轉反側，難以入眠。猶記得當時我告訴內人：「明天我會提早到醫院，希望周大哥還有足夠的時間願意跟我聊聊分享。」老婆回答說：「他不會拒絕的！」

第十一章
癌末轉身找回天使翅膀，死神凸槌撲空

翌日，我一早即坐立難安，腳步踟躕，猶疑不定，去得太早怕唐突失禮，到得太遲又怕大哥已辦理出院，人去撲了個空。最後決定，就算失禮唐突也不該錯失這千載難逢的機會，於是九點不到我已出現在2A30病房裡。沒想到在不尋常的時間出現，反倒嚇到了阿豪，因為他習慣在中午才看得到我身影。周大哥依然好整以暇地坐在床上，戴起耳機聽著他的音樂或影片錄音。這幾天，他一直以這種特別的方式待在D床沉澱心靈，顯然他並不急著辦理出院。

我有點怯步，小心翼翼地走向大哥，躬著身靦腆地輕聲問道：「大哥，您有時間方便與我聊聊嗎？」大哥見我走近早已一邊取下耳機笑容親和地示意讓我坐下，忙不迭連聲說：「沒問題，請坐！」一下子卸下心防的我，迫不及待地直搗黃龍，開門見山地問：「大哥，您從急診獲知罹癌並已擴散轉移，到醫師宣告不到半年的壽命，迄今歷經多久的時間？」之所以會這麼問，主要是想當然耳地猜想，期間必然經歷了一段不算短的抗戰歲月。沒想到，他的回答再次讓我瞠目結舌、不敢置信。「十個月。」啊!?十個月?就十個月！周大哥也是一個習慣忍痛耐疼絕不輕易掛診的冥頑不靈者，他一樣是在抵擋不住疼痛煎熬後，不得已求救急診，經歷和其他人同樣的遭遇：留置住院，然後被檢驗出癌末，接著是晴天霹霹難以承受真相的茫然，再來就是憤恨、懊惱、後悔莫及。總之，千篇一律。然而，周大哥的情況比其他人更悲慘，他不僅罹患了肺癌，而且已明顯轉移到淋巴、腎臟與脊椎。不幸的是，這竟然還不是最壞的結果。

醫師說他的各項檢驗顯示當時並不適合開刀，也無法進行化療或電療，當下唯一能協助他的就是轉到緩和病房接受醫療照護。醫師還明確地告訴他，他的生命應該撐不過五個月了！這不是極短篇的戲劇轉折，字字句句都出自大哥語調平緩的敘述裡。我想，十個月前的大哥，面對此人生重大打擊時，應該很難有此刻海晏河清般的平靜吧？誠然！大哥一點也不遮蓋支吾，坦率直爽地笑笑說：「怎麼可能平靜？誰接受得了？」但是，如果不是親眼所見、親耳所聞，我也萬萬不信竟然有人能在醫師宣判死刑的癌末後，僅用短短十個月，就讓全身上下的癌細胞消失得無影無蹤！這根本不是簡單一句「不可思議」可以概括，而是離奇詭異的天方夜譚奇蹟。十個月，就只是十個月！我不禁脫口問道：「十個月前你相信會有今天嗎？」他告訴我他不敢預期會有什麼後果，但也從來沒有放棄過努力，他不容許自己就這麼樣坐等失敗，而不思作為！

他說也許是年輕時的困頓生活讓自己的個性變得剛烈偏執，一股不服輸的傲氣鼓舞著他拚命掙扎脫困。不過，同樣的傲氣也曾經讓他成了我行我素的人，仗著自己嫻熟的電鍍技術闖南衝北，雖說擴張了自己的事業，卻也因為聽不進任何人的勸告，夫妻間溝通不良，親子關係也漸行漸遠。他總一味地怪罪家人無法體恤或理解他的辛勞，也從來沒有一刻停止自己的腳步回頭省思，直到這天崩地裂的一刻來到，他才大夢乍醒，悔不當初。

剎那間不知所措的他只能順從醫師的建議轉入安寧病房。在休養中清晰的思維卻讓緩和病房的分分秒秒都成了噬骨椎心的折磨與煎熬，他反問自己：難道就這麼樣一直耽溺在痛苦中，懊悔，憤怒，不甘，痛楚，空轉等死？難道不能有一點作為，奮力一搏？生命已經沒有太多時間可以虛耗，還有什麼事情比與死亡對抗，更值得讓自己破釜沉舟、決心戰鬥到底？於是他收拾起心情，試著平撫紊亂的思緒，開始上網搜尋與自己病情相關的所有醫療訊息，鉅細靡遺地一丁點都不放過。他也透過自己熟識和朋友介紹的醫師聯絡，探討任何可諮詢和嘗試的作為，決定了他挽救人生的第一步：戒斷所有的澱粉和醣類。他開始購買此刻需要補充和有益的各項營養品，同時展開了比寫博士論文還專注的體驗、觀察、記錄。大哥說昨天晚上他已經將過程裡的所有紀錄Line給了內人，如果能對任何個案有所幫助，他都認為這是自己最大的福報。昨晚我已經詳細閱讀了內人轉傳的長篇資料，不得不佩服他為存活所付出的努力，花那麼大功夫，堅毅、勇敢、無可挑剔、無一遺漏地記載，我相信裡頭已經刪除了無計其數的重複與錯誤，能有這般神奇的驚天逆轉，的確得歸功於大哥個性上所展現的驚人意志與堅定鬥志。

就在完全戒斷澱粉、醣類和嘗試補充各類營養品兩個禮拜後，醫師告訴他最近的抽血結果，許多指數都在往正常的方向接近，這不啻是為他打了最具鼓勵性的強心劑。於是，他更勤於筆記自己飲食上不同比例的各項數據與反應，一個月後醫師竟然告訴他：「你現在的身體狀況已經可以接受化療了，你願不願意嘗試？」他當然欣然接受，並開始準備相關化療前後所需要補充的藥品。他告訴我：「你看看，我做完了所有化療療程，沒有因為化療掉過頭髮。」我才猛然抬頭，真的耶！大哥的頭髮雖然不算濃密，但也看不出來有任何禿髮跡象。此外，他的膚色也非常健康溫潤，就像我曾提及的，最初在病房見到他的當下，根本不覺得是個癌症患者，實在讓人費解他為何需要住院。大哥說化療期間他又嘗試了各種不同比例的補品補充，反覆嘗試記錄，想找出最合適自己的比例。經由這些努力，效果明顯，過程裡他不曾出現一般癌症患者常見的疲倦、破嘴、食欲不振或掉髮等現象。隨後，他還分享了這十個月內搜尋、整合後的許多健康心得，並告訴我他目前正在嘗試適量蘇打水對人體產生的有益影響。看來，這一場突來的際遇已經完全翻轉了他過往的人生，真替他感到高興。

經歷了三個月緩和病房，原本垂死、坐以待斃的日子，醫師終於宣告他可以出院了，只要繼續定期回院接受化療即可。他說聽到訊息的當下並沒有特別興奮，也沒有想過自己可能只剩下兩個月生命的陰霾，他只求能有足夠的時間讓他可以彌補、挽救幾乎支離破碎的家庭，這才真正是他生命價值之所在，也是他一輩子奮鬥的目標。過往數十年，由於自己事業心重，又剛愎自用，對妻兒缺乏關注體貼，以致顧此失彼，婚姻和親子關係極度扭曲，岌岌可危。如果能在生命終結前找回這一切，他至少能無憾地接受命運的安排與結果。

（編按：是否應戒斷澱粉，各方說法不一，亦可能因患者個人體質等諸多狀況而異，此處為作者陳述其見聞，讀者是否採用此方法請務必洽詢醫師諮詢專業見解。）

第十二章

放下虛矯的威嚴身段，決定了人生新高度

周大哥說婚姻與家庭關係是他人生最慘淡、完全不及格的一門修習，如果不是罹癌，這門科目應該早就死當，甚至無法延畢，難逃被退學下場。沒想到如今竟有機會起死回生，幽暗隧道盡頭出現一道曙光。當然，補破網也得費功夫，其中的辛苦全是咎由自取、冷暖自知，但他笑笑地說：「現在的家庭關係可謂漸入佳境，幸福可期。」他不多談個人家務事，也不常流露自己的情感、情緒，關於婚姻和親子關係也只是幾語輕輕帶過。住院期間周大嫂從來沒有現身，雖然無從觀察猜測他們夫妻倆真實關係狀況，但冰凍三尺絕非一日之寒，從他和孩子彼此相處所表現的生澀拘謹模樣，可知雙方之間還有一段距離有待拉近，還需要時間調整。大哥也清楚解凍需要足夠的溫度，還得持續加熱，但留給自己的時間還有多少呢？

出院後他接受朋友的邀約加入一所教會的讀經班，他說從讀經班的分享裡他才豁然開朗，原來生活可以這麼簡單平凡卻又深具意義令人滿足，他很享受讀經班裡領悟的一切，只是目前還不到受洗的時候。我笑笑地說自己也是耶穌的信徒，來自父親的信仰故從小領洗，期間也經歷長時間的抗拒、質疑與屢屢犯罪挑戰，如今心悅誠服欣然於信仰之中。受洗不會是信仰的保證，更不是持有天堂的入門票，就像整天燒香拜佛的人誰說就能成為西方極樂世界的入場佳賓呢？一切就順其自然水到渠成吧。大哥笑了笑，點點頭。這時我才發現不笑時的大哥威儀十足，令人自然生畏，想是長年在商場打滾歷練而來吧。這樣的嚴肅威嚴面貌，恐怕無形中也會造成親人之間的隔閡吧。此外，他不苟言笑的性格，也彷彿一堵高牆，豎立在彼此間阻礙互相了解。幸虧他已經反省而自知問題所在，如今隔閡漸漸拆除，高牆也卸下圍籬！

大哥說罹癌後突然來了一堆電話，有百病皆治的直銷，有一服見效的千古祕方，沒日沒夜像蒼蠅般騷擾煩不勝煩，猛追不捨，死纏爛打。最後他總結了一個話術回應才遠離這一切干擾，他告訴對方說：「我說過了我不會買，如果你堅持要把東西留下，我也清楚地告訴你我會吃，但絕對不會付錢，你自己決定！」說完後我也只能給他拍手叫好，附帶好奇地問：「如果對方真的留下，你不會真的吃吧？」他笑開了說：「吃什麼吃，倒掉剛好而已！」哈哈，我們相視會心一笑，果然有默契！他說這期間他做了很多功課，而且一再地測試所有食品的各種比例，再一一檢驗其指數起伏反應，還有仔細感受自己身體最自然的回饋，最後才找到適合自己的產品和份量。如果當初稍微意志不堅，相信坊間語不驚人死不休的仙丹妙藥，相信連五個月的時間都撐不過，早早嗚呼哀哉命喪黃泉、千山獨行不必相送了。大哥說任何症狀、徵兆都必然會有對應，譬如說化療前他會加倍補足高蛋白質來因應化療藥物的傷害耗損，化療後他會請求醫師開立他服用效果很好的劑方讓自己食欲大增，做好周全準備也避免了所有可能的不適後遺症。醫師說他可以選擇手術開刀也可以做電療，但都被他拒絕了，他說透過自己分析的結論，他不建議採取開刀和電療的舉措，單純化療其實已足夠殺死癌細胞，只是你自己要做足功課，協助自己安渡這個療程。

自從在緩和病房戒斷澱粉和醣類後，他的飲食開始簡單到沒有米飯麵食而只剩下肉類和菜，從此飲料不沾，水果不碰。他也曾經禁不住誘惑，吃了幾口米飯和水果，毫無例外地每次指數都飆漲，屢試不爽。他說真的忍耐不住就在自己狀況好的時候偷吃一口滿足就好，久了其實就習慣了。本來一日三餐的肉菜限縮到目前的一週八餐，同樣的餐盒份量每日只吃一餐，假日會多吃一餐，算是對自己的犒賞。近兩個月來，他還把每日的一餐分成上午和下午兩個時段吃，逐步去調節感受身體的反應與變化。對他而言比較特別的是，他的餐與湯之間至少都間隔了二個小時以上。未來他計畫再調整成一週六餐，把原本假日的餐和犒賞拿掉，好讓身體更多休息，其他時段全部仰賴各種不同的營養品支援補足。聽到這裡，我分享了一段電視專輯裡的內容給大哥，那是一位同樣罹癌的北部名醫的分享：這位名醫罹癌後也是找到了適合自己的對應飲食消除了癌細胞，目前好像一週只吃五餐吧。他的餐非常特別：每天早上牛肉、紅酒恣意吃到飽，這樣一整天都精神飽滿，不感疲憊。顯然，這位名醫的飲食療法比大哥享受，幸福多多。大哥說那真的沒得比，不過上天已經太厚愛他，待他不薄了。說得一點也沒有錯，能奇蹟般痊癒確實是非常特別的恩寵！

住院期間大哥一派溫和、神色自若的怡然自得，看不出任何正等待著檢驗結果的內心凝重，更沒有得勝後的驕矜難掩，短短十個月的淬鍊遠勝一甲子的人生積累。這是何其奇妙的巨大轉變，又是多麼澄澈的領悟才能擁有這麼大的力量去做改變。許多類型的工作都有嚴重的職業傷害，當你一頭栽進這個職業，自以為已經做好萬全防備，遠離了危險，誰知那些致命劇毒無處不在，防不勝防，它們就在你呼吸之間一步一步地侵蝕著你的健康。常有人說：「意外與明天誰會先到？」我只想說：「失去健康絕對事出有因，除了突如其來的意外事故外，傷害健康的罪魁禍首往往是自己，恐怕也是唯一的肇事者。」大哥只是眾多緊急就醫後才驚覺已然癌末的個案之一，和他一樣的病患數不勝數，而且愈來愈多，此一事實實在教人啞口無言。大哥奇蹟似地在短短十個月後就翻轉病情，被醫師宣判痊癒，逆轉勝出，雖然腎臟功能可能無法回復，尿袋將終身如影隨形，但至少為六十餘年的人生重新找回方向，比起那些在嚥下最後一口氣的同時依舊茫然的靈魂無疑勝出許多，令人敬佩。

七月十五日上午十點多，大哥自行辦理出院從容離開，臨別特別叮囑阿豪切勿輕易放棄，並歡迎阿豪隨時與他保持聯繫，任何問題也可以尋求內人的協助。十六日近午時分，大哥出乎預期地又走進2A30，原來是特意藉著回診的機會來探望阿豪，並與我們打聲招呼。真謝謝他依然持續不斷地與我們分享最新資訊和人生收穫，相信他未來的人生能走得更怡然自得，也會更幸福。

曾經有過將大哥留下的資料無所遺漏地詳盡敘述的念頭，不過我最終放棄了，一則怕造成誤解，害得眾人捨本逐末，捨棄傳統醫療而尋求旁門走道，反而耽誤了正規療程。再者，各人體質不同，個性迥異，不會有一套放諸四海皆適用的範本，萬一失之毫釐而差之千里，那就太遺憾了。可貴的是，大哥食用的補充藥品都是坊間就能平價買到的保健品，諸如酯化維他命C、魚油、維生素D、乳清蛋白、金靈素、麥格斯、蘇打粉、氧化鎂離子等，一般患者也買得起。誠如他自道：「我可沒有家財萬貫可以恣意揮霍呀！」

時至今日，許多疾病仍然苦無良方，難以對症下藥，未來醫療人員恐怕會繼續面臨束手無策的困窘情境，而且只會加劇，不會遞減。但是，太多的例子就明晃晃地擺在我們眼前，沒有什麼無法復原的絕症，只要我們及早找回遺忘許久的天使翅膀，一邊翅膀是大地所賜予的自然飲食，一邊則是要自己修煉的氣度胸襟。也許我的人生所綻放的色彩，其繽紛絢麗遠遜世界之最，但我一樣能抬頭挺胸放聲大喊：「我是世上唯一。」勤於檢視自我心靈的草木是否乾枯，是否奄奄一息，隨時適度澆灌、修剪施肥，使之日益成長茁壯。總之，你的態度，決定你的人生高度。

大哥說未來生命的每一天，他都將之當成最後一天來珍惜把握，走好自己的人生正路，戰戰兢兢，小心翼翼，不再偏左偏右。所謂：「不經一番寒徹骨，怎得梅花撲鼻香。」預祝大哥的未來，花香陣陣，幸福綿綿。

轉身，要斷然俐落，要身心潔淨。

第十三章
令人動容的手足情深

不斷停駐短期化療病患的B、D二床，在周大哥出院前的十三日下午又從ＩＣＵ（加護病房），推進來B床病患，緊隨著兩位年紀相仿面帶憂鬱的一男一女。個案年紀較輕，身形略顯消瘦，頸椎帶著護套，想必是此次動刀的部位。從對話裡讓人很快釐清他們的關係，中等身材面露焦慮的是大哥，稍微聒噪、凡事不懂裝懂的是姐姐，臥床的是年剛半百的小林，也是2A30篇章裡最為年輕的一位。剛接觸他們時實在很難接受他們的對話和相處方式，毫無遮掩潤飾、直來直往的火球對決，似乎從來不會在意對方的感受，但他們顯然彼此熟悉且非常適應如斯針鋒相對的模式，絲毫不以為意。

才進病房不久，大哥就自言自語地說：「還年紀輕輕就這樣，萬一以後都臥床不起該怎麼辦？」哇哩咧！才開完刀離開加護病房，怎麼毫不避諱修飾地突然冒出這樣的話？當下，我們原以為他的話難免會影響到個案的情緒，才發覺自己太大驚小怪、杞人憂天了，姐弟倆完全沒什麼反應呢，這下讓人更好奇這兄妹三人怪異的相處之道了。

他們兄妹三人最突出的共通點就是「急躁」，大哥的急躁源自於對小弟病情的憂心和事出突然，如同他對自己的形容：他是一個悲觀主義者，性烈而急，很難淡定地面對變故。二姐的性急則表現在她的一張嘴上，她雖然對醫學和照護的專業一竅不通，可是當別人告訴她該怎麼做時，老喜歡自以為是地回答你：「這簡單！我都知道！」結果每次的照護都讓她的弟弟毫不保留地喝斥責備。幸虧她的個性溫吞得像麻糬，對這些抱怨一概能吸收，聽而不痛不癢，否則以她的快嘴又處在這對兄弟之間那不整天唇槍舌劍、飛鏢四射才怪。而小林卻是手足中個性最嗆、脾氣最火烈、說話最不饒人的一個，無論是誰服務他擦拭、餵水、餵食……，他都不滿意。

這個姐姐委實不容易，啥都不懂，自然動輒被斥責，更別說連一些護理人員都不熟悉的鬆綁護頸步驟了，那更是做不好。內人最先的出手幫忙正是鬆綁護頸步驟，她見到值班護理師手忙腳亂地搞不定，場面十分尷尬，於是走過來支援，結果三兩下就把護頸鬆開卸下。這時，姐姐說話了：「原來這麼簡單！簡單，簡單，妳一教我就懂了！」護理師獲得即刻救援後如遇貴人般驚喜，解脫似地告訴內人：「阿姨，以後就麻煩妳協助了。」是啊！真會順水推舟呢！這以後還真全成了內人的課題，不僅護套一項，就連翻身移動、擦拭、換尿褲等，幾乎全都仰賴內人的支援。內人這不是多管閒事，因為姐姐怎樣都做不好，淨找挨罵，還學不乖，難怪江湖有話說：「以後見一次打一次。」姐姐竟也把內人的幫忙視作理所當然，在她有所需要時總不客氣地立即呼叫：「ㄟ小姐，緊來幫我看麥！」態度是那樣粗魯無禮、沒大沒小，讓人恨得慌。不過，跟她鬥氣也不划算，因為還得自己買藥吃去，可能她還會問妳：「啊，妳哪裡不舒服？」不是嗎？人性真的讓人啼笑皆非，無言以對。得到內人的幫助之後，大哥倒是經常道謝，頻頻主動與我們聊天。

小林三兄妹的父母走得早，長大後一直各自獨力奮鬥，為著生活奔波，沒有太多機會相聚。大哥長年在某所學校擔任行政工作，經濟狀況只能勉強說是穩定、小康。姐姐嫁到高雄，目前已從職場退休。小林則野心較大，自己開了個電器行，努力想翻轉人生，聽說生意很不錯。哥哥和姐姐先後結婚的結婚、嫁的嫁，有了自己的小家庭，小林卻一股勁地忙著經營事業而無暇他顧，婚姻大事一直未能排入其schedule之中。兄妹三人除了偶爾打電話彼此噓寒問暖，其他時間也難得聚首閒聊。我猜想，他們即使碰面也聊不到一塊兒吧，畢竟生活重心各自不同，關注的東西自然也不一樣。這次小林突發住院，兄姐都感到驚慌，措手不及，亂了方寸。大哥說小林很硬頸，不輕易妥協，他生活中的唯一關注無非就是如何讓生意更好。大哥偶爾也聽他喊過累，提過不舒服，總提醒他別當拚命三郎，該休息要休息，該看醫師就看醫師，只是這些話在小林聽來永遠像東風吹過馬耳，瞬間消逝，無動於衷。誰能想到小林一急診住院竟是這樣糟糕的結果：醫師說他的肝癌已轉移到頸椎和淋巴。尤其頸椎的腫瘤已然密佈，讓醫師必須分成前後兩次動刀，這次拿掉的還是比較好處理的部分，難度更高的是未來的手術。啊，又是一個拚命三郎、鐵人硬漢，積勞成疾的結果讓2A30前後湊滿了四床，他們全都是因劇痛急診而被宣告罹癌，甚至幾乎都是已在癌末的生命末期。首先是戰場倖存的異域勇者曾伯伯，再就是鑿井無數、菸酒和檳榔不斷的阿豪，以及曝身在化學藥劑瀰漫之環境中的電鍍專業者周大哥，再加上菸酒不沾、一心追著錢跑不顧其他的年輕小林。這四人，除了曾伯伯外，都不過才五六十歲的壯年，這還不夠驚人醒世嗎？有空去醫院看看，去病房走走，只要不打擾到病患不會有人干涉你的，去看一看前車之鑑，沒有壞處，還可以自我警醒！

基因是人與生俱來最不公平、最不由自主的安排，我總不吝疾呼提醒要釐清並正視自己祖上的基因血脈，讓自己及早警醒提點趨吉避凶。但除此之外，一切因果禍福皆是咎由自取，不能怨天尤人，畢竟滿滿的例子早已充斥在你我身旁，誰教我們一再視若無睹，總以為禍患會自動止於門前。也許小林兄妹與眾不同的相處哲學源自於太早失怙，缺乏更多的生活學習，只能各自發展出一套自我保護的生存模式。但即便如此，他們的善良、純真，和那股凝聚力強大的親情，卻讓人無比動容，無比震撼。住院以來，姐姐形同「拋家棄子」般，二十四小時形影不離地照護，這樣的自我犧牲，誰又能忍心苛責她個性上的瑕疵，或照護專業之不足？而大哥除了工作上的必需之外，每天其餘時間都在病房裡待到最後一刻才不捨離開，話語中永遠的自責與不捨。我當然相信世界上一定存在著這樣的手足情深，只是我真的從來沒有親眼見過，我也自慚形穢地坦然告白自己可能無法做到。所以，這兄妹三人的濃厚親情，無疑令人印象深刻，在我心頭烙下難以抹滅的痕跡。內人繼續在2A30扮演我認為很了不起的角色，而我只能在每天幾個小時的短暫時刻裡，各床去串門子，蜻蜓點水般點綴鼓勵，能做的不多，貢獻有限。

七月二十日，阿豪的主治醫師幫他備齊了所有資料，告訴他可以到樓下去申請重大傷病卡了，申請出來對阿豪的醫療費用和相關用藥都有莫大的幫助。拿到資料後，阿豪一字一句仔仔細細地閱讀，所有篩檢與結果如針似箭扎心地攤在眼前，原來真相比自己預期的還要殘酷惡劣——第四期！第四期！退無可退的第四期，就差醫師開口宣判秋決之日了。瘦了一圈的阿豪掩蓋不住內心的惶恐、絕望，現今唯一的希望，就是能攀上救過周大哥的這根浮木。幸虧還有這盞微光的引領，使得行走在死蔭幽谷的阿豪，猶抱著幾分信心，希望前頭等著他的是清溪綠地，能同樣見證痊癒奇蹟。雖然我們口中依然不斷地用力添油加柴，繼續燃旺他內心求生的欲望火苗，可私底下我和內人的感受一致，都認為阿豪無法複製周大哥的經歷，他將很難撐過這一關吧。因為他們的性格迥異，對人生的反省體悟差距懸殊，一個輕鬆專注，一個日夜耗損，總覺得阿豪不會有太多時間了。

我們對於小林兄妹三人其實心中頗多質疑，心想：他們為什麼不選擇交由專業看護來協助照服呢？說實在，小林的姐姐真的完全不適合擔任照護，長此以往，恐怕對其精神和身體的影響都堪虞。那麼，他們之所以不雇用私人看護，該不會是因為有內人從旁協助吧？這個疑惑在不久之後從大哥的口中得到了釋疑，原來是弟弟完全無法信任別人，包含他自己的哥哥和姐姐……

第十四章
聚散無常多巧合，疑人疑事誤人生

七月二十一日的傍晚時分，內人接到曾伯伯媳婦的電話，告知半個月前出院的曾伯伯又掛急診等待病房，尋求內人的照護協助。內人委婉告知仍在接班中不克分身，拒絕之餘簡單詢問、關心伯伯目前的情況，並協助其聯絡組長派遣適當人員。當晚七點不到，D床推入一位住院患者，好巧不巧正是尋求支援的曾伯伯。小媳婦與內人照面當下詫異萬分，原來半個月前伯伯出院的當天內人就被A床的呂老留下迄今，一直沒有離開過2A30。如今，伯伯再次回到2A30，居然是同一個床位號，人生際遇真是巧妙神奇，教人讚嘆不已。小媳婦與內人重逢似乎也感到若干寬慰，應該也是感到彼此有緣吧。不一會，組長派來的照服員才剛進得病房來，小媳婦卻馬上垮下臉衝出病房打電話，要求組長立即更換看護。原來伯伯幾年前中風住院時就是由此人照護，期間給家屬留下很壞的印象。這個同仁我們也碰過幾次，只能說家屬眼睛雪亮處理得宜，其他實在不便多所置喙。幸虧新的照服不到一個鐘頭就來報到，她才一跨進門就發現了內人，彼此當下高興地伸出雙手互相熱情擁抱，驚喜連連。真是不可思議，這位是我們非常熟識、信任的大姐。真好，一切塵埃落定，不用再多所掛心伯伯的照服問題了。

半個月不見的伯伯外貌並沒有太大改變，精神和體力卻明顯衰弱退化。小媳婦說躺了九天病床的伯伯回家後一直沒有辦法回復之前的行動自如，前兩天才買了一張電動氣墊床供伯伯使用，沒想到今天就急診住院。也許當時因為匆匆出院，內心焦慮而無暇他顧，以致讓她們忽略了我們提醒過的話：「曾伯伯未來恐怕得經常出入病房，甚至待在醫院的時間將遠遠超過可以住在家裡的日子。」畢竟他是醫師診斷剩不到幾個月生命的癌末患者了。很多道理其實不言自明，就差在我們願不願意將這些放入心坎裡罷了。可喜的是，伯伯的子女已經達成共識，決定讓伯伯待在緩和病房安度餘年，少受病痛折磨。令人心疼的是，才闊別半個月，伯伯的舌苔又回到從前那樣又黑又厚，教人同情又無奈。此外，據說遠在大陸東北的大女兒，雖然火急火燎地在第一時間備齊資料提出申請，卻遲遲不見下文，只能束手無策地焦慮等待。至今曾伯伯仍不明實情，不知道自己餘日無多，故仍能平靜度日。可憐的是家屬，兀自期待「花常好，月常圓，人長久」，只是不能確定時間是否願意站在自己一方，分隔兩岸父女能否見上最後一面而了無遺憾？

在此同時，C床的阿豪也頗有斬獲，終於完成可以進行化療的所有前置作業，並順利在二十二日進行第一次化療。這幾天他也頻頻與周大哥聯繫，受到明顯鼓勵。一時間，狀況似乎令人欣慰地朝著好的方向發展，我們當然更不吝給予陪伴與打氣。對阿豪而言，他的生命正式進入一個關鍵的分水嶺，力量是否足以讓他衝破這個轉折扭轉乾坤，存乎一心。換句話說，關鍵在於他究竟能放下多少罣礙，專心養病。可惜不管明說還是暗示，阿豪對孩子的未來始終憂心忡忡，勘不破也看不出他目前根本有心無力，煩惱也無濟於事。所謂：「兒孫自有兒孫福，莫為兒孫作馬牛。」孩子自有其生存之道，過度憂慮只是徒增失望和感傷……

二十二日上午，呂老的醫師終於給2A30的班長發出明確的出院許可，因為極難服侍的呂老歷經醫師一番折騰的用藥後終於穩定，原來被大兒子和媳婦愈照顧破口愈大的臀部褥瘡也癒合得差不多，逐漸長出新肉。呂老脾氣古怪，難以取悅，尋常醫護總是來去匆匆不敢多做停留。一個禮拜前，為了在電療室醫師讓他久等，也不屑口頭稍加安撫，讓我們呂老大氣得連電療都不做，一路從B1罵回2A樓，從此拒絕電療，從此也沒有人敢在他面前再提起電療一事，因為誰提誰被罵、誰活該倒楣！你見過這麼荒唐的事嗎？你看過對生命這麼率性糟蹋的人嗎？其實，如果不是他天天喊痛，我相信醫師早早讓他出院了，因為一般醫師對於這麼不配合的病人根本不會想多費力氣，他們寧可節省寶貴時間在其他需要的病患身上。

呂老大的個性乖戾、脾氣暴躁其來有自，外人實難想像他小時候有多麼窮困潦倒，幾經周折後轉入一般人鮮少接觸的撿骨行業，才讓他的生活柳暗花明，從此資產快速累積扶搖直上。他很少談起兒時，也絕口不提自己的工作，開口閉口都是在抱怨那兩個兒子有多麼不爭氣。多年來，他眼睜睜看著倆兒子好吃懶做，卻過著有如闊少般消遙的生活，大肆揮霍他畢生積攢的財富，內心之憤怒絕望簡直無以復加，但除了日日喋喋不休地責備、厲聲謾罵之外，別無他策。餘日無多的他天真地以為癌細胞會在手術後清理得一乾二淨，於是照常大吃大喝，從不忌口。大兒子也總是順從地幫他張羅一切想吃的東西，從不勸誡阻止，真不懂他究竟是懵懂無知，抑或居心叵測。我猜想，兒子應該是懾於他的淫威，習慣屈從，不敢反抗吧。無論如何，能順利出院總是好事一件，想得太多或太遠徒勞無益，只是白費力氣罷了！如果他繼續這樣毫不節制地暴飲暴食，未來能留在家裡的日子也不可能太多，那麼大兒子和媳婦動輒挨罵的苦日子應該很快就會走到盡頭。總覺得呂老是我們和2A30機緣的巧妙媒介，如果不是他繼續將內人留在

２Ａ３０，也許早已緣盡兩相忘，不會再有這麼多意想不到的後續。

Ｂ床的小林在內人的協助後也減少了對姐姐的不耐和斥責，一個禮拜來的幫忙似乎大家都習以為常也互相習慣了。獲悉Ａ床後天即將出院後，小林的大哥、姐姐跑到日光室竊竊私語，回房後怯怯地走到內人身旁輕聲地說：「後天Ａ床出院後，可不可以拜託妳接續照顧我們的弟弟？」突如其來的請求讓人有點受寵若驚，只是在一個多月前內人已經答應一位個案家屬的拜託，前往協助他母親在新舊外籍移工來去空檔期間協助幫忙，預估會在十天左右，這是來自曾經照顧過的個案家屬所介紹。內人婉轉告知後說：「我覺得大姐也照顧得很好，如果真的需要幫忙，你們可以隨時跟我保持聯絡。」大哥正表示惋惜的當下姐姐開口了：「我是沒問題啦！既然這樣，我如果需要時再跟妳聯絡！」跟２Ａ３０斬不斷的緣分竟然有機會再續，只可惜這確實是一個多月前就已承諾對方的，不能臨時改變主意造成他人的困擾。兄妹倆黯然走回Ｂ床，沒想躺在床上的小林突然擠出吃奶力氣爆怒罵道：「你們現在看我這樣就怕了，想趕快丟下我了是不是？你們是不是想一走了之？不想管我了？」原來小林半夢半醒之間朦朧聽見了斷斷續續的對話，一下子慌了手腳的兄妹兩人連連搖頭急忙解釋：「我們是擔心自己照顧得笨手笨腳的，反而害你遭受更多痛苦。哥哥姐姐怎麼可能不關心你？更不可能丟下你不管……。是因為剛好聽到隔壁阿伯後天要出院，才想說是否可以拜託林小姐幫忙照顧你，她是專業看護嘛。」小林聽完原委後靜默了好一會，才訥訥地低聲說：「那你們也該先跟我商量啊。」折騰了一會後小林緩緩地說：「如果是大姐我願意接受，其他任何人都不用商量。」得知內人暫時無法協助後，小林又不說話了，也許有些失望吧，但心裡至少確定身旁會繼續有他兄姐的陪伴。風波平息後，大哥一臉無辜地拉著我到日光室，哭喪著臉連聲道歉。他說：「我們兄弟間從小就很少話說，尤其弟弟開始做生意後，他對身旁的人防備心極重，充滿懷疑和敵意，連他的兄姐也從來沒有得到他的信任過，更別說其他的陌生人。」所以當小林願意接受內人的協助，又跟我無話不談時，大哥實在充滿震驚，這是他從不曾在弟弟身上看見過的事情。他納悶地說：「從沒對人表示過善意的弟弟，為什麼才見面就能完全信任你們、接受你們，真是奇怪！……」我實在無法理解大哥心裡的複雜情緒，卻能充分感受到他對弟弟的愛憐與疼惜，因為他不斷拜託，希望內人在結束居家照顧後能盡快回來幫忙他們。我深受感動，也答應他們居家結束後如果確有需要請他們與我們聯繫。

之所以沒有承諾大哥在居家結束後就立即回來幫忙，是因為未來有太多變數，很多事情的發展都在人的意料之外。也許小林很快會進行第二次手術，也許小林的姐姐能得心應手地應付自如，所以才沒有把事情說死，唯請他們主動聯繫告知。二十四日上午，A床的呂老大如期出院了。猜想他這次的出院也只是短暫告別，因為他的健康其實是每況愈下，前景堪虞！D床的曾伯伯在醫師與家屬溝通確認後，已經在等待緩和病房的病床，兩岸曾經是他一輩子的阻隔，在臨終前依然可能是大女兒一輩子遺憾的高牆！C床的阿豪剛順利完成了第一次化療，似乎信心滿滿地期待著第二次的化療！而動了第一次頸椎手術的B床小林，至少還得再一次的頸椎手術才能拿掉滿佈的腫瘤，實在不得不讓人替他擔心。

總以為這次的告別可能與2A30就此緣盡，卻不料後續會有最後的圓滿……

第十五章

渾身散發善良與愛光芒的阿文

——卑微的「瑪利亞」

七月二十九日上午十點，我們依約前往隔鄰六甲協助承諾居家照服的個案處，阿嬤的小兒子特意在大馬路旁等候，費心引路。其實個案的居所很明顯好找，但這個溫馨舉動讓人覺得格外貼心，也對即將接手的任務充滿信心。接待的小兒子看來嚴謹、明達，令人印象深刻的反倒是樂觀開朗、笑聲不斷的外勞阿文，內人與她只有短短三天不到的短暫相處，卻給我們留下無比深刻的好感與記憶。這間房子四年來只有阿文和失智臥床的阿嬤兩人獨處，子女都生活外地鮮少回家，所有照顧和家務都是阿文一手決定操持，除了記錄每天的支出，之外的大小事家屬全部放手讓她自行決定，顯見家屬對照顧者的完全信服與依賴。簡單託付了幾句話後，小兒子就趕回鄰近鄉鎮去處理工廠業務。阿文接待我們時落落大方，態度儼然是家屋主人一般，特別熱情殷勤，此外一塵不染的環境也讓人由衷敬佩。

阿文雖非專業的照護者，卻做得盡心盡力猶如侍奉自己的長輩，這點和一般外籍看護那種敷衍、被動的態度截然不同，內人說從她幫阿嬤洗澡的過程中就能清楚看出她的細心體貼。在過程中，她的動作極其輕柔，有節有序，盡量讓被照護者感到舒適自在，該揉的揉，該輕拍的輕拍，該按擦的按擦，全都小心翼翼無一遺漏。洗完澡，把阿嬤身體擦拭乾爽後還會用隔離霜輕拍保護。阿文自豪地說隔離霜還是她自己想到要買的，內人聽後笑笑地豎起大拇指稱讚她。餵食的流程雖然不符某些醫學認知，但可以看出有她自己經由長期觀察體驗後拿捏到的訣竅，也滿厲害的。她不喜歡到處串門子找同鄉閒聊，遇見附近的外籍移工時也僅止於簡單寒暄幾句，從不啦啦喳喳侃大山似地說個不完，也從不會讓其他外籍移工進入屋內打擾阿嬤。我想這些都是非常難能可貴的表現，完全不同於人們對外籍看護的既定印象，難怪家屬從來沒有把她當成外人看待。所謂：「一分耕耘，一分收穫。」阿文這些年的努力用心雇主都看得見，真的是不可多得的外籍看護。這是臺灣的榮幸，也是阿文的驕傲。

阿文來自印尼爪哇一個極其偏僻的鄉下，十幾歲時就隻身到雅加達做女工賺錢貼補家用。她說自己學歷低因此只能做些粗重的工作，薪水一直不高，這讓她蠻灰心，這讓她覺得自己的前途渺茫，沒有希望。經年累月下來，這些粗活使她的健康大受損傷，有時身體疲憊到連用腰帶都無法稍減疼痛。於是她毅然決然辭職，報名並接受外籍移工的訓練。阿文說受訓時期她常常在課後獨自一人埋頭苦練語言，像瘋子一樣對著鏡子嘰哩咕嚕，其實自己也不清楚發音是否正確。此外，在課堂上也踴躍提問，隨時補充筆記。前四年在阿拉伯做家庭幫傭，做的是分工極細的家務工作，還算輕鬆，四年約滿後賺了不少錢，家裡的生活也大幅改善。接著就來到臺灣，沒想一待就是十年的漫長歲月。她說剛過來時很辛苦，因為在臺灣做幫傭幾乎什麼家務都要做，沒有什麼分工。尤其臺灣被照顧的長輩一開始態度都非常不客氣，又使喚又責備，處處懷疑提防，動輒得咎，只因為她來自經濟水平較差的國度，不熟悉這個地方的語言。然而，她還是一本初衷，快速地在各方面學習融入這個社會，所以很快都能獲得個案家屬的信賴與稱讚。第一個照顧的個案離世時，她竟然靠著自己每天親和地在當地菜市場建立起的人脈，很快幫自己找到了下一個服務的個案。打從進來臺灣後，她就沒有再讓仲介擔憂過她的下一個工作。第二個個案照顧了四年後辭世，老闆（家屬）自動幫她找好了現在的服務個案，還親自開車陪她過來。阿文口中的這位老闆，接下來這四年，總會刻意帶點什麼過來看望她，尤其每年過年一定會幫她帶來一個大紅包賀歲，也作為感謝。這一段插曲，是阿文現在的大老闆（大兒子）親口告訴我們的。早上我們和小兒子（小老闆）見面時他也提及這件事，對阿文還有那位前老闆的為人，都讚不絕口。所謂：「你希望別人怎樣待你，你就先得怎樣待人。」

我相信這個社會其實處處有溫暖，只要大家多表現一點同理心，善意對待周遭離鄉背井的外籍移工，他們也會懷著滿滿的感恩回饋臺灣以真誠與勤奮的服務，不是嗎？

阿文說，本來在照顧阿嬤滿三年的去年，就已經決定回印尼，不再做幫傭，因為家人早就盼望她能回鄉團圓，男友也等了她好幾年，婚期一延再延。她笑著說自己都三十好幾了，已經變老又變胖，而且長得又矮又黑，再晚就嫁不出去了。不過事與願違，由於家屬一再請託，又續留了一年。而今，連阿嬤的家屬都不好意思開口請她繼續留下幫忙，畢竟她已整整二十年沒有和家人生活在一起了。二十年來，她靠著幫傭賺來的錢，大大改善了父母和手足的經濟生活，甚至在家鄉蓋了一間屬於自己的房子，的確是時候該回家了。內人說阿文很客氣，什麼事都搶著不讓她做，沒有因為看見她來接手，就理所當然地翹起二郎腿悠哉旁觀，反而因為離別在即更加事事躬親，可知她對老人家真是依依不捨。

隔天七月三十日中午時分，內人傳來一通訊息，請我幫她把剛換下來的手機和她的一個手飾盒（內有耳環和戒指）帶過去。收到訊息的當下，我立刻明白這是內人想送給阿文的禮物。果然，不一會內人因為怕我找不到擺放位置，又來了一通視訊，畫面裡映著笑容可掬的阿文，她連聲道著謝，雀躍地說：「大哥謝謝、謝謝、謝謝……！」那麼容易滿足的興奮爆表。收拾好東西後，我不敢一刻耽擱，立即開車快遞。半個小時後，阿文已經在我面前樂不可支地連聲道謝，宛如一個期待中的純真小女孩毫不掩飾她的歡喜。內人轉交了手機並幫她切換語言文字，不一會阿文就上手了。接著，內人打開手飾盒，動作俐索地連挑了十幾組耳環和戒指，轉手交給阿文，阿文燦笑如花，歡喜不迭地連聲說：「好漂亮、好漂亮！哇！Bling！Bling！姐姐Bling呢！謝謝姐姐！謝謝姐姐！……」她馬上擺在桌上和她的朋友視訊，視訊的兩端一樣驚呼連連、嘖嘖稱讚。我很少見到快四十歲的人還能保有這樣的童真，純淨無瑕得讓人覺得對她表現再多的恩寵都不算過分，何況是一點微不足道的分享呢！

內人說昨晚阿文煮了非常豐盛的晚餐請她吃，一早又帶她去熟悉菜市場，也和一攤攤的商販道別。市場裡阿文所到之處此起彼落的招呼聲不斷響起，洋溢著大家的真誠關懷，真是比放鞭炮還熱鬧，這根本就是一場中爪哇巨星阿文的臺灣告別秀嘛！這是一場別開生面的國民外交，藉由一群臺灣平凡老百姓和善良的印尼外籍移工的努力，將兩國人民的情感聯繫起來。都說「臺灣最美的風景是人」，而阿文將會是「福爾摩沙濃濃人情味」的最佳見證和代言。內人說，市場裡每個攤商無不豎起大拇指依依不捨地話別，並要阿文多保重，還紛紛將自己攤上的蔬果、美食不斷地往她購物袋裡塞。看得出來，這四年來她早就跟這裡的攤商、居民打成一片、和樂融融，大家已經將她視為社區裡的一分子。四年來她一直謹守分際，不隨意外出與附近的外籍移工扎堆聊天。不過，如果有外籍移工想請教她任何有關家務或語言上的問題，她倒是非常歡迎。十幾年下來，阿文無論是生活模式或性格特質，都愈來愈像臺灣人，甚至比臺灣人更像臺灣人，尤其她所表現的節儉、勤奮、樸實、樂天、知足、熱情、堅毅、善良等美好特質，真的讓接觸過她的打從心裡喜歡。說真的，臺灣這塊土地讓她有能力養家孝親，但她也回報臺灣以勤勤懇懇的服務與犧牲。阿文說她的母親在幾年前過世，她根本來不及隨侍盡孝，從此她轉而將這份孝思移轉到她所照顧的個案身上，所以、對家人儘管有萬般的思念，她卻覺得自己真的不孤單，因為這裡有著家的味道與溫暖。

一個漂洋過海孤伶伶的外籍移工，對這片土地所給予的溫度，著實讓我們無比汗顏、自嘆不如！

第十六章
從萍水相逢到依依不捨離別

幾經延遲周折的返鄉之路終於底定，三十一日的上午九點十分阿文就被接走了，又哭又笑，一把眼淚一把鼻涕地上了車，害得內人和她抱在一起難過掉淚。內人說這二天好多人都來和她道別，有臺灣人，有外籍移工，見一個哭一次。內人還說阿文昨天半夜起床幫阿嬤換尿褲後就再也沒睡著，躲到廚房哭得淅瀝嘩啦的泣不成聲，天未明就把廁所、廚房和旁邊的置物倉庫裡裡外外都清洗乾淨。阿文還擔心內人沒有睡好，一直要她去睡覺休息不要陪她……，聽著聽著都覺得好鼻酸。漂泊一二十年的阿文終於要船靠岸、葉歸根了，雖然她的家鄉偏遠需要足足二天的千里跋涉才能返抵，只是不論再遠家永遠都是心之所繫。我們的子女不過就在臺灣島內就業、安家，為人父母者就能有千絲萬縷的牽腸掛肚。將心比心，那些外籍移工或外籍配偶家鄉的父母不也一樣對她們掛肚牽腸嗎？多一點點體諒和仁慈，我想她們的感恩圖報之心不會比我們的子女差太多。

就在我們欣慰阿文終於功成圓滿返回了印尼的當天傍晚，內人卻接到了來自2A30病房C床——阿豪女友的訊息，內容提及阿豪已陷入昏迷，正等待緩和病房的床位。雖然我們對阿豪的復原之路並未過度期待，但這樣的急轉直下卻也是我們始料未及的。我總覺得抗癌的過程、食療的模式或許能百分百地複製貼上，然而最重要的心性與態度卻是模仿不來。所謂：「江山易改，本性難移。」每個人歷經歲月摧殘磨練鐵打成鋼的性格豈能說改就改、說變就變？近年來我發覺自己經歷滄桑之後也變得愈來愈認分，放棄了許多掙扎。我只能自我勉勵盡可能成為自己期望中的樣子，但年輕時夢想改變全世界的豪氣卻早已消磨殆盡了。其實，世界上最難認識的還是自己，想要改變自己或努力成為自己想要成為的人，談何容易？更何況，我們真的比別人高明了什麼？都不要互相為難了吧。所以對阿豪和小林，我從不認為他們能像周大哥那樣戰勝病魔，但求他們在生命終了的一刻能心靈平靜、順應天命，而阿豪顯然連這樣的機會都在快速流失，真是令人感傷。阿豪經常陷入昏迷，而且必須固定引流腹部積水，清醒時一臉憂鬱，手中不斷快速轉動的佛珠更突顯他內心的不安與焦躁，終點線恐怕就在眼前了，心卻還在翻攪沸騰……

六點多的傍晚，終於等到仲介帶來即將接手阿嬤照顧的安娣，小兒子同樣交代幾句託付給內人後就離開。安娣說她曾經來過臺灣，離開了二年後再次回來，操著半生不熟的國語，年輕了些也看起來機伶，內人就照著每天照顧阿嬤的節奏一項一項地從頭教起，安娣總迅速地回答她懂了、她做過，其實愈是這樣的照服愈讓我們擔心。果然，第二天的餵食就出了問題，慌了手腳的安娣卻一副她完全照著教的做，事不關己似地卸責。內人不得不板起臉孔告訴她哪裡做得不對，做得太心不在焉，也嚴肅地告誡她平時只有她和阿嬤相處不會再有別人，稍一疏忽都會求救無門。安娣又是囫圇吞棗地說她懂了、她知道了。其實，裝懂是最笨的學習，更讓自己一再錯失挖掘別人知識寶藏的機會。第三天，安娣在幫阿嬤洗澡時再次上演了一齣驚魂劇，她既不按部就班地操作，又漫不經心不夠留神，如果不是內人在一旁時時緊盯的話，阿嬤恐怕避免不了摔落地面，後果不堪設想。這次安娣不敢再油嘴滑舌地敷衍卸責，而是著急地連聲說：「對不起，姐姐對不起！」顯然她知道事態嚴重，因此收斂了輕浮。內人說她必須將這一切告訴老闆，急得安娣連聲拜託不要。內人安撫著安娣，輕柔地說：「告訴老闆不是讓老闆指責妳，而是讓老闆知道有些動作妳還不熟悉，必須得有人幫助妳。譬如以後妳不要擅自幫阿嬤推進來洗澡，先每天擦澡，等老闆回來時再幫妳讓阿嬤洗澡。這樣如果妳在照顧上有任何問題都可以隨時打電話請教老闆，老闆也才放心清楚妳現在的照顧還需要什麼注意和幫助，這樣對妳才真正的有好處，妳懂嗎？」聽完後，安娣連聲道謝，說她知道，她懂了。看她這麼回應，顯然是真的聽懂了！

就在上演驚魂劇的八月二日上午十點，內人再次接到阿豪女友的電話，告知阿豪已在早上六點安詳辭世。奮起餘勇抗拒死神的阿豪終究丟盔卸甲不敵死神，讓人不勝噓唏。女友說阿豪這二天時而清醒時而昏迷，似乎知道自己的大限已到，放棄了許多無謂的掙扎念頭，除了無數次重複叮嚀交代，要她一定要打電話代他謝謝我們在病房中的一切鼓勵與照顧，所以她親自打電話跟內人告知並道謝。除了安慰保重、請她節哀之外，相距兩端的兩人此刻也只能千言萬語道不盡，只盼有緣再相逢！一路披荊斬棘、舉步維艱的，一路未逢敵手、攻城掠地的，一路茫然前行、無所追逐的，一路錦衣玉食、不愁日常的，都適時歇歇吧。看看身旁不斷掠過的風景，看看身邊走馬燈轉似來來去去的熟悉或不熟悉的臉孔，靜下心來感受一下，給心靈一點空間，放心靈片刻自由。

八月三日，是內人和居家照護家屬約定離開的日子，內人將這幾天安娣照顧上的詳細情況一五一十地轉知小兒子，請他們多留心協助。小兒子說臺北的大哥會回來住幾天協助觀察，至少讓我們寬心許多。回家途中，我們談起此事卻沒有如釋重負的輕鬆感，雖然已盡其可能地教導了安娣，也細細報告了所見提醒，其他未知的一切但求平安順利吧。午後剛過，內人的手機鈴聲響起，是一通不常聯繫的電話號碼，來自曾伯伯的小女兒。小女兒平靜地告訴我們曾伯伯上午走了，因為內人都持續關心大女兒來臺灣一事，所以她想感謝內人的照顧和關懷。伯伯二十六日就順利轉到緩和病房了，在醫護悉心的照護下一直平順沒有什麼痛苦，雖然最後的昏迷時間比清醒時刻多，但至少沒有讓老人家多受折磨。至於我們關心的大姐還是沒能來得及見上最後一面，這是讓她們兄妹最糾結的遺憾。最後小女兒再次感謝內人對爸爸無微不至的照顧，也謝謝我們提醒入住緩和病房的建議。伯伯沒能撐得更久讓人遺憾，而小女兒的來電也讓我們出乎意料，就像阿豪的女友一樣，她們其實都可以不用告知的，但她們卻同樣地選擇告知。憂戚之餘夾雜著更多的感動，萍水相逢，承蒙如此看重實在承受不起，卻也讓自己更加惕厲，不斷自我鞭策，切勿妄自菲薄。人與人之間的所有緣分其實都只是源起於單純的心與心的交流，那麼單純卻那麼具有力量可以穿透人心，那麼單純卻可以串聯情感無關血緣。謝謝我們周遭所有一切有緣相識的人們，互相回饋的溫暖友誼，滋潤著我們的心靈，也讓我們更願意打開心、放開手盡情分享！

原來，伯伯在緩和病房等到的是阿豪而不是他的大女兒，才剛跨入農曆七月的二日、三日，C床的阿豪和D床的曾伯伯結伴走了，沒能等到內人有機會回去照顧B床的小林，彼此再聚首共同歡笑。至少，阿豪和曾伯伯走得不寂寞吧，結伴同行，一路好走。

第十七章

從一位機構送來的阿嬤身上，思考臺灣老齡化的問題

結束了短暫居家照護個案之後，才發現竟有一段日子沒有接到來自小林兄姐的電話了，也許小林的照顧已漸入佳境，他先前預期的第二次開刀也許已經完成了吧。既然雙方已能藉著Line隨時聯繫，我們沒事就不必主動打擾吧，畢竟這三個敦厚善良的兄妹都是直爽不忸怩的人——雖然因為後天歷練差異而各自模鑄出獨特的個性和作風，若真有需要幫忙，相信他們也不會客氣猶豫的。平時因為工作之故而與親人聚少離多，這次我們趁著難得的空檔北上探望岳父，陪他老人家好好地吃頓飯，好好聊聊，也讓內人喘口氣好好休息，養精蓄銳。

十六日內人接了一個五天的短班，二十一日上午十點才出院交班。當天下午六點又接獲組長電話，連飯都來不及吃就趕赴急診室接班。急診室向來是每家醫院最嘈雜、最急迫，甚至充滿暴力的地方，急診室裡一床難求的等待簡直比排班計程車還來得辛苦，照顧者只能一夜難眠地無人聞問，對臥床等待的病患而言那更是最嚴苛的考驗。我曾在夜晚的急診室裡見過各類求診者：吸毒的、醉酒的、暴力的、驟逝的無奇不有，有的已經摔得頭破血流、滿地是血，還兀自亢奮地張牙舞爪耍橫；此外，勞駕保全、警察上銬制伏的也沒有少見過，因為痛失親人而呼天搶地哭得肝腸寸斷的家屬更是教人心疼。說真的，急診室總讓人彷彿置身錯亂的時空，目睹各樣離奇、令人驚駭的景象。七月之前，急診室的照服工作和一般病房薪酬一樣，沒有任何額外加給。七月之後，衛福部終於統一了醫院照服的各項津貼，急診室的加給也獲得納入。誰知法令改變之後，我們收取的還是和原來一樣的薪酬，急診室的照護依然得不到任何加給。真是無奈，衛福部雖空有美意，卻遲遲沒有落實！

內人二十一日傍晚接的個案是一位機構送來的阿嬤，只是一般的尿道感染，如果不是什麼難纏的細菌，約莫五天左右的抗生素治療就能出院了。凌晨二點多，觀察室的對面推進來一床病患，內人當下並沒有多加注意，不過跟在病床後的兩人其身形非常眼熟，不可能認錯。沒錯！２Ａ３０病房Ａ床的呂老大又回來了，陪伴的沒得選擇，就是噸位相當的大兒子和媳婦。內人知道避無可避，與之照面後，馬上起身過去致意，夫妻倆一臉喜出望外的表情驚呼道：「妳怎麼也在這裡？」得知內人剛接案照顧對面的阿嬤，他們頓時像洩了氣的皮球般神情沮喪落寞。原來，他們準備天一亮就打電話給內人，拜託她來照顧呂老呢，誰知人算不如天算，情況竟然陰錯陽差，失之交臂。內人安慰他們說：「沒有關係，阿嬤入院治療應該幾天就能痊癒，如果到時還有需要我會過去幫忙你們。」

呂老這次三更半夜掛急診是因為喘不過氣來。內人仔細端詳呂老後發現，短短半個多月他整個人十足瘦了一圈。尤其詭異的是，向來食不忌口的他竟然只靠喝牛奶果腹，連他最喜歡的滷肉飯配草魚湯，外加一盤香煎虱目魚腸都已食不知味。每天睡前沒有吃幾個小麵包難以入眠的他，如今竟然完全食不下嚥，而這一切不過短短半個多月的時光，急轉直下的身體狀況太教人匪夷所思、不敢置信。大兒子說出院前都已備齊所有資料，幫呂老提出外籍看護申請，仲介表示這二個禮拜內就能抵達工作。呂老算是醫護眼中不討喜甚至難纏的病患，這下子內人無法伸出援手，照護畫面只能重演：一邊是嘮叨不休、臥病在床的呂老，一邊是懶散地躺陪睡床、啥事也不幹的大媳婦，雙方你來我往的言語交鋒了。不過，體力江河日下的呂老，這次恐怕也沒有太多開罵的力氣和本錢了。人生至此，只剩下難以駕馭的起伏思緒，和一口顯得費力的呼吸，那圓睜睜的雙眸太深邃，讓人不敢透視、不忍卒睹。

待了一晚的急診室，幸好隔日上午阿嬤就有了病床，呂老也順利地在隔日下午進到病房，各自在不同的樓層醫療安置。被家人安置在機構的阿嬤個性非常溫和安靜，似乎很能順天知命地隨遇而安，令人感到不捨又無奈。在少子化的今天，一般雙薪家庭僅能勉強溫飽，若要夫妻其中一人辭掉工作，去照顧年老有病在身的長輩，談何容易？將老人安置在照護機構，只能說是目前無可奈何的安排吧。什麼膝下承歡，什麼含飴弄孫，在經濟奇蹟已成昨日黃花、年輕人前途渺茫、中年人不敢提早退休的今天，這樣的天倫和樂景象，有時是難以企及的夢想。隨便的一個感冒發燒，簡單的一個尿道感染，甚至輕忽照護的臥床壓瘡，都能讓這些機構的老人家在醫院裡折騰一個禮拜、半個月，家屬只能無奈望天、苦淚自吞。

阿嬤的尿道感染一如預期地在醫院躺了七天。這七天，也許反而是她多年來所能得到的照顧中最好的一次，也是難得的二十四小時都有人陪伴談心的美好時光。一想到老人家這樣卑微的願望，卻得在這樣的地方才能實現，我那不爭氣的眼淚竟不知不覺地滑落臉龐。為什麼我們竟讓自己的社會演變至此？究竟我們曾做過什麼努力？付出過什麼？重要的是，我們還要放任這個社會淪落到什麼田地才會覺醒？才願罷手？

回家！不過是從小到大最熟悉、最簡單不過、最理所當然的行動，現在卻成了許多家庭的老人家說不出口的奢望，只能在午夜夢迴時輕輕一嘆。回家！曾幾何時變得如此不堪回首！

二十一日上午八點，機構一早就來接走阿嬤，我陪著內人到呂老的病房探望，順便確定是否有需要協助幫忙的地方。呂老的狀況和在急診室時差不多，沒有太顯著的進展。兒子媳婦二人都剛好陪在呂老身旁，大兒子說外籍移工這兩天就會報到，所以不好意思讓內人僅接二天的班。簡單致意後我們也離開了醫院，內人說她想繼續接其他的班也已聯絡組長，我聞言只好開車到我們的中途島新營甲上攝影休憩，吃飯，泡茶，聊天，等待下一個接班。離開了呂老後，跟2A30的緣分似乎也漸行漸遠。人與人的關係，有時像曇花一現那麼令人驚喜，有時又如流星般消逝讓人嘆息。

第十八章
悲觀的人不斷自我放棄樂觀的權利

中午時分左右，組長的奪命連環扣已經響起。下午二點直接到病房接班，又是一個中途換班的例子，這次被換班的理由更扯：個案原本說，訪客帶來的水果，看護可以拿去自己吃或和朋友分享。結果，看護真的這麼做了，卻被個案換班了。你相信嗎？我們也不相信。一聽就知道是這位照服員個人文過飾非的推託之詞，不足採信。

內人二點準時接了班，準備離開的看護妹妹心裡怏怏不快地在門外繼續談起這事，我們只能虛應故事地溫言安慰。個案是七十三歲的阿桑，小小的個兒，黝黑粗糙的皮膚，典型的鄉下勞動者模樣，一副受虐小媳婦的委屈模樣。身旁的女兒和母親一般身高，身形也明顯豐碩富泰許多，說話倒是挺直來直往地不假修飾。看了一下資料，得知住院已經第九天，這時候臨陣換將一定有她不得已的理由吧。果然，阿桑好像深怕被誤解般著急地解釋說明，才知道是因為阿桑半夜異常頻尿，原來的照服不願頻頻被打斷睡眠，於是要求阿桑穿紙尿褲睡覺，結果穿上紙尿褲之後，她反而彆扭得無法自然排尿，只好一再忍尿，直到熬不過了再喚醒照服，誰知每每換來照服的一陣奚落與排頭，說晚上九點後是她的睡眠時間，如果不能好睡哪來精神照顧她。就這樣一天撐過一天，連隔壁床的病患都看不下去，私下提醒阿桑趕快換人，她才吞吞吐吐地告訴女兒，也才有今天的換班一事。聽來很荒謬，無奈這世上人情就是這麼無奇不有，太陽底下不為人知的新鮮事可多著呢。

車禍住院的阿桑傷得不輕，單是肋骨就斷了八根，右髖骨還有點粉碎位移，勞動胸腔和外科醫師聯手接續頗費周章的大工程，女兒說單是手術和醫療器材就得自費四十萬起跳，看來出院少說也是半個月以後的事了，未來的車禍後遺症恐怕才是難以預估的吧。這次的車禍，其實也起因於阿桑的憂鬱性格，而其憂鬱性格又來自於她好賭成性的丈夫，丈夫好賭又不務正業，逼得她只能一肩扛起家庭重擔。為了養家餬口，她日夜奔波，清早送報，送完報又馬不停蹄地趕赴工廠上班，做的都是極其粗重的勞力搬運，每天累得人仰馬翻不成人形，自然也疏忽了對一雙兒女的照顧。丈夫的早逝對她而言反倒像一種無形的解脫，雖說失去了依賴卻也從來沒有成為真正的依賴過，就這樣日復一日，年復一年，幾乎全年無休地賣命工作，辛苦拉拔兩個孩子長大，還蓋起了坪數不大卻足可擋風遮雨的三層透天，可謂十分了不起！這是一個非常典型的傳統婦女的形象。她的外表很普通，一點也不起眼，憑此難以想像她幾十年來，究竟經歷過多少酸甜苦辣。但也因為諸多不為人知的滄桑，使得謹小慎微、封閉多疑，給人一種杞人憂天的悲觀者印象。

去年九月，她失去了原以為最可依靠的人——她的獨子，癌逝於醫院病房，這無疑是她人生中最無法承受的打擊。原本以為養兒可以防老，誰知這唯一的支柱剎那間竟轟然倒下！他不過才四十不惑的年紀啊！上天再次給予她致命的一擊。從此以後，阿桑每天在家兀然獨坐，發呆，流淚。每天茶不思，飯不飲，夜不成眠，形影憔悴。真的是所謂：「生亦何歡？死又何懼？」覺得活著沒有意思，度日如年。嫁往南部的女兒既無法長期陪伴，也礙於與公婆同住不敢接母親過來，只能不時往返，經常電話關心，邀約母親偶爾南下小住散心。也許是心血來潮吧，阿桑突然想開了，決定去看看女兒，於是帶著還在讀幼兒園的長孫女輾轉舟車，沒有預告地出現。女兒自然是非常歡迎，殷勤陪伴，心想母親至少會留個三兩天，上班的女婿也熱情地打電話回來請她務必留下。不知阿桑腦子裡牽腸掛肚著啥事，屁股都還沒坐熱呢，卻在午後堅持要離開。女兒拗不過老人家，考慮母親轉搭接駁車不過一個多鐘頭就能到家，只好發動機車一車三載地趕往住家不遠的火車站。安靜寬敞的鄉間道路，一路上人煙稀少，草香撲鼻，倒也不失愜意。突然，在毫無防備也來不及反應之下，一輛自小客車猛烈迴轉撞擊過來，三個人連同機車分飛四處。一陣昏天暗地之後才聽見母親的哀號聲，不一會由遠而近的救護車鳴笛而至，真正的清醒應該是到了醫院的急診室後了，算是不幸中的大幸吧。

間不容髮之際莫名被撞飛的三人餘悸猶存地在急診室會合，阿桑和女兒卻像瞬間斷電般拼湊不出事發後的狀況，還得事發當下經過目睹的宅配駕駛還原拼圖。幸好人煙稀少的道路恰巧有這麼一輛奔忙送貨的宅配經過，是他正義魔人上身立即飛車去攔下加速逃離現場的禍首，也是他緊急聯絡救護車趕抵救援，否則要逮回逃之夭夭的肇逃者談何容易，事後的理賠恐怕也難處理。聽說肇事者被攔下後一開始打算卸責，竟然脫口而出一句經典卻教人噴飯的話語：「我現在正趕著去派出所通報請人救援。」這說詞夠冠冕堂皇的吧，一不小心就能把人唬得一愣一愣的！世間事說也離奇，一車三載經此強烈撞擊，三人的際遇卻有著天壤之別，令人匪夷所思：阿桑的傷勢頗嚴重，此處不多贅述；女兒走路雖一跛一跛卻不見任何明顯外傷，檢查之下也沒有骨折跡象，只是小腿有點疼痛，但不礙事；至於五歲的孫女則彷彿被人接抱住輕輕落下似地毫髮未傷，也不驚不怕像啥事都沒發生過。生活裡的確存在著不少讓人百思不解的現象，倒也不用猜疑，也不必費心去解謎，就單純接受事實吧。

接替照顧後，內人慢慢從對話和觀察中發現，阿桑的許多身體狀況其實來自內心深層的憂鬱，所以她無法安然入眠，所以她不時有尿意必須頻頻起床，所以她幾乎整天淚眼婆娑缺乏笑容，這是一個亟待救援的個案卻被前一位照服同仁忽略了。內人將相關資訊完整地提供給主治醫師，醫師很高興，立刻安排精神科醫師會診。接下來幾天，醫師嘗試使用若干藥物，再綜合內人每日提供的詳細觀察報告，終於找出最適合阿桑病情的用藥。個案的心情日漸穩定平緩下來，不復天天憂鬱垂淚，晚上也漸能安穩入睡，半夜起床解尿的次數也減少了。最棒的是，阿桑對內人不但讚不絕口，也開始主動打開話匣子，滔滔不絕地閒話家常。只可惜，阿桑的悲觀性格非一日造成，要轉為樂觀自是無法一蹴可幾。許多人說：「快樂是一天，不快樂也是一天，為什麼不開心點過呢？」是啊，悲觀的人其實很不明智，因為他們正不斷地自我剝奪原本就屬於自己的樂觀的權利。

第十九章
驚世媳婦——交往時不叫伯母，婚後不稱媽媽

再過幾星期就是阿桑兒子的忌日了，她一直掛意著要回家操辦週年祭拜的事宜，也常常想起兒子的生前點滴。阿桑是非常典型的傳統農村婦女，所謂「出嫁從夫，夫死從子」，根深柢固的養兒防老觀念難以拔除，所以兒子早逝的打擊顯然比丈夫的離去更深更重。女兒就住在醫院附近，每天總會跛著腳來病房陪伴母親。私底下，阿桑嘴上甚少稱讚女兒，也不指望未來女兒奉養她，原因很簡單，如她所透露：「這個女兒從出社會到出嫁，從沒有拿過半毛錢回家。」對阿桑而言，養女兒就像養個賠錢貨，有出無入，壓根就不划算。我們從她的言談中也都看得出來，她對女兒真是事事猜疑、提防。這個女兒學歷不高，早早就混跡社會，早婚生子卻也很早失婚再嫁，再婚後又生下一個男孩，現年兩歲。可能是生性懶散之故吧，看得出來她對孩子根本疏於教養，兩歲大的孩子從來不叫爸爸媽媽，只會「伊伊嗚嗚」語音含混地索取所需。她很少陪孩子玩，也懶得教孩子說話，孩子「伊伊嗚嗚」地表達情緒她也不糾正，也不憂慮，似乎認為孩子不用教，自然而然就能學會一切。看在我們的眼裡實在忍不住替孩子擔心，這孩子可不僅止於輸在起跑點呀！所謂：「天下沒有不是的父母。」許多人以為這句話是說父母永遠不會犯錯，這其實是誤讀。正解是：父母也不完美，也會犯錯，只是勸諫時要和顏悅色。眼前這位年輕的母親所犯的錯誤，就在於未能覺悟「孩子的教育不能等」啊！

阿桑不是當地人，所以平常上班日幾乎沒有訪客來，熱鬧的病房景象只會在假日出現。週末假日時才見有幾個親戚南下來看她，不過湊一湊也就一車五個人吧，第一次見到那個毫髮未傷的孫女也是在假日。孫女黑黑甜甜的，很黏阿嬤，看得出來在家的時候很得阿嬤的歡心吧。怪異的是，距離病床遠遠的牆壁旁站著一個不發一語的身影，態度極其冷漠不屑，彷彿她不是這一床病患的訪客。直到這群人離開時我才搞懂原來她是阿桑的媳婦，因為聽見阿嬤跟小孫女說：「快跟著媽媽回去吧，阿嬤很快就可以回家了。」這一幕說怪不怪，說不怪又隱約透露著古怪，如果不是從阿桑和她女兒的口中提起，怎麼也無法想像這麼一個嬌小的媳婦卻連連幹出讓人聞所未聞的驚天之舉。如此讓人無法理解、離經悖道的行為，是在怎樣的家庭教育中成長？又是受到怎樣的風俗民情所薰陶？

談起了媳婦，母女兩人竟相對無言良久，女兒才一開口眼淚卻止不住撲簌簌滑落，母親也悲從中來連聲啜泣起來。

阿桑女兒娓娓道來說：「我這一輩子最後悔的一件事就是催促我大哥早日結

婚，如果沒有結婚，也許我哥哥現在還在世上活得好好的。雖然大嫂嘴巴不甜，甚至在交往過程來家裡時從來沒有叫過我媽一聲伯母，我們也只是覺得只要他們兩人真心相愛，婚後也不至於有什麼大礙。尤其哥哥好不容易交了個女朋友，總希望他別再蹉跎歲月及早成家。誰想，婚後大嫂立即跟哥哥表明她不外出工作，也不做家務事，整天賴在家裡二樓，飯來張口，茶來伸手。妳見過或聽過有媳婦完全不稱呼婆婆為媽媽的媳婦嗎？我大嫂就是！交往時沒有叫過一聲伯母，結婚後更聽不到一句媽媽，對她而言媽媽就像看不見的空氣，我長眼睛以來從來沒見過卻發生在我們身上。」

聽到這裡，沒停過眼淚的阿桑輕點了下頭表示默認，並抬頭問道：「妳剛剛有聽到她叫我什麼嗎？」內人愣了一下恍然回神般點了點頭，心想是啊！剛剛幾個小時的時間確實沒有聽過媳婦對阿桑有任何稱呼呢，想來不禁讓人毛骨悚然。誰說太陽底下沒有新鮮事？要不就是我們真的太過孤陋寡聞了，在二十一世紀的臺灣，竟然讓我們見識到如此荒誕怪異的事情！

女兒說大嫂懷孕生女後更加恣意妄為，大哥辛苦一天工作回家後還得照料女兒，大嫂則一切事不關己的模樣。半夜起床泡牛奶、餵奶、換尿片、哭鬧安撫，全都落到了哥哥身上，大嫂一概不管。更誇張的是，大嫂要求大哥每天早上必須等她起床下樓才可以吃早餐，自己每天卻是睡到日上三竿還不見下樓，所以她的哥哥幾乎天天都空著肚子匆匆忙忙趕去上班。如此另類的加班，精神和體力夜以繼日地受著壓榨和虐待，誰受得了？第二個女兒才出生不久，哥哥就精神體力透支倒下，如大廈之將傾了，看見他日漸消瘦的模樣讓她們母女心都碎了。檢驗出來的癌末結果更令她們後悔莫及，現在才說悔不當初又有何用？不到半年的時光，才四十歲的年輕生命就匆匆如流星殞落了。女兒頓了頓說：「也許對哥哥來說這是最好的解脫吧，否則這樣一輩子的糾纏真的太可憐了！」

聽到這裡，我實在是一身驚嚇、滿心錯愕，怎麼會在這樣的年代發生這麼讓人無法置信、離奇荒謬的事？這媳婦完全沒有受到學校教育的影響？難道從來沒有踏入社會接受薰陶？可怕的是，這媳婦的原生家庭怎麼能那麼強勢地給女兒下指導棋、如傀儡般地操控她？這樣的年代又怎麼會有家庭能任由這麼荒誕不經的錯事在自家一再上演？阿桑只會一味隱忍然後在背後說三道四，就一點都沒有責任嗎？女兒只能袖手旁觀任由狀況愈演愈烈然後拂袖而去？最離奇的是哥哥只能打不還手、罵不還口地全部買單？這樣一個願打好幾個願挨的醜陋戲碼恐怕連驚天地泣鬼神的臺灣八點大戲都掰不出來，我們何其有幸領教、親眼目睹了。如果是您，您會怎麼表態？掬一把同情的淚水？或是正經八百地斥責一番？沒有，什麼都沒有，我們只是呆若木雞靜靜地聽完她們的陳述，哪怕故事還在繼續發展。因為，我們似乎活在平行時空，多餘的言語不會讓彼此更有交集，更何況事已至此，她們也不過是在一吐胸中鬱悶，任何勸誡不都等同廢話於事無補嗎？此時此刻我們所能做的，就是更心無旁騖地展現我們的專業，協助阿桑在身心上獲得更好、更有效的醫療支援。

第二十章

傀儡般的人生，荒唐至極的墨守成規

女兒愈說愈聲淚俱下，母親的頭愈垂愈低，一張又一張面紙遞去供不應求，心裡五味雜陳卻又不忍中斷她們一吐怨氣。女兒說哥哥出殯時大嫂行為更乖張，不僅不曾在靈前拈香祭拜，出殯當日更不見一身素服相送，死者跟她似乎毫無牽連，更不曾見她面容哀戚。事後母親忍不住微詞抱怨，媳婦竟正經八百地答道：「我還要嫁人呢！怎麼送？」母親竟一時語塞無法回應，從此終日垂淚身體一落千丈。兒子的靈位安置在三樓，晨昏點香祭拜只有老人家緩步上下親力親為，媳婦倒是一步也沒跨上去過，因為她說她會怕！會怕，可見心中還有鬼！會怕，卻不見任何悔意地一意孤行！短短三個樓層的階梯，可以想見身為母親的阿桑腳步該是無比的沉重，每一步都淌著血、滴著淚，每一步都那麼地耗盡她的生命餘力吧！

出殯後一個禮拜的早晨，媳婦突然對阿桑開口了，要求她將居住的房子過戶給孫女，否則她立刻會搬回娘家。阿桑身上並無太多積蓄，又想到兒子去世前曾交代媳婦，要將他的死亡保險金的四成交給媽媽，結果竟是分文未得，這早已使阿桑心有餘悸，所以聞言只能不置可否、支吾以對，因怕未來有不測之變故也。媳婦可不是省油的燈，恐怕早已有備而來，隔天一早收拾細軟攜同兩個小女兒不告而別，頭也不回地揚長而去。現在還會跟著親友前來探視，想必是還沒放棄對這最後遺產的覬覦吧！媳婦身材嬌小，面容一般，就像多數的農村女孩，如果不是聽過這對母女椎心泣血的控訴，任誰也不會將這女孩和這些驚悚的情節串聯在一起。也許她只是一具毫無感知的布偶，背後被粗鄙無知的娘家父母所操弄，雖說囿於習俗民情不得不帶著孩子來探病，她本人卻見面沒有好臉色，連做做樣子假裝關心都嫌費事，其明目張膽之忤逆不孝不僅教人匪夷所思，還讓人瞠目結舌無言以對。無怪乎黑金至今依然橫行囂張於地方政壇，家族勢力竟然可以數十年如一日地在地方上呼風喚雨，繼續魚肉鄉民，真教人欲哭無淚、無語問蒼天啊！

傾瀉完心中積累已久的鬱悶憤恨後，這對母女就像洩了氣的皮球般精疲力竭，也許今天會有個好眠吧，哪怕來日方長。掛意著即將到來的兒子週年忌日的祭拜，阿桑的恢復情況算是穩定樂觀。然而，一切也急不得，只能耐著性子，按部就班走完療程，畢竟阿桑已經七十幾歲，這次車禍斷了八根肋骨，這可不是一般傷風感冒的小病呢！阿桑的病房訪客不多，向來平靜，唯一的波瀾就是肇事者出現時的攪動翻騰。肇事者相貌平平，言談顢頇無知，客氣安慰的話不會說，淨挑些粗鄙令人生厭的話出口。一句道歉都說不出口，竟然要受害者自認倒楣，還扯一堆牢騷話，說什麼自己家徒四壁連工作都沒有，發生這樣的事連老公都爆氣要跟她離婚……，種種無厘頭的言語，讓人不禁聯想起最近席捲全臺語不驚人死不休、滿嘴睜眼說瞎話的韓氏幽默，還是什麼諱莫如深的神邏輯！肇事者來了兩次，和阿桑女兒吵了兩次，兩次都被護理師趕出病房。這種闖禍後的探病之道還真是絕無僅有，看得出來未來的理賠勢必會有一番糾葛難纏了。護理站更貼心來徵詢阿桑，一有適當的雙人病房且靠窗的床位立即幫阿桑換房，而且不會在護理站的櫃臺標示阿桑的姓名，如此就能專心養病，避免再次被騷擾。這樣的護理站真值得我們用力按讚！

雖然距離出院的時間還有段日子，阿桑女兒卻已經迫不及待地向內人提出繼續居家照護至少一個月的請求，畢竟老人家的恢復緩慢漸進，短期內需要有人陪伴、照料和攙扶，以防任何意外閃失。不日之內也會有復健師開始進行復健的協助，阿桑的作息也在醫師的用藥和內人的管控中獲得改善，一切看似終於進入正常的軌道順利運作。某日醫師查房時告知，先前手術過程中，胸腔醫師發現阿桑左側乳房似有硬塊，建議進一步做切片確認。此外，由於阿桑的排便頻率不大正常，內人留意觀察後發現到一些異樣，提醒女兒考慮讓母親接受大腸鏡檢驗，女兒卻為難地不置可否，只說醫師以前就建議過，只是母親遲遲無法接受。看來這一次的意外或許不單純只是一件插曲，而是冥冥中上天給予的安排與機會呢，一切就看諱疾忌醫的老人家願不願意做出改變與決定吧！

八月三十日的午後，內人的手機響起，是來自2A30小林大哥的電話。大哥焦急地告訴內人，醫師說小林大概二天後可以離開加護病房，拜託內人無論如何一定要接手照顧幫忙，因為小林堅定拒絕其他任何看護的照顧。由於離開時曾經承諾過，內人不假思索地答應了下來，一時間也沒有想到此刻的小林怎麼還會出現在加護病房，畢竟都已經離開近一個月了，即使第二次動刀也早該完成並在恢復中了才是。這期間我們也抽空探視了半夜在急診室碰面的呂老大，申請的外籍看護已經報到，但呂老的身體看來每況愈下，大不如前，尤其開始時不時陷入昏迷，進食更只依賴管灌，情況並不樂觀。

隔天，內人將對小林的承諾告知阿桑，也從大哥的電話中隱約感覺未來的憂戚，也許這會是小林人生的最後一程了。內人請阿桑放心，我們已經聯絡好我們信任的朋友過來接班。此外，還進一步詢問阿桑是否忌諱內人可能會是幫忙圓滿，如果忌諱就請那位朋友繼續照顧陪伴；如果不介意的話，內人會在小林圓滿後回來接手照顧。阿桑肯定地說她一點也不介意，希望內人在任務結束後能立刻回來陪伴，因為內人的陪伴讓她既放心又舒心。

離開了一個月後的2A30沒想到又重新連線啟動，我們都心裡有底這應該是小林的終程了，冥冥之中自有一份牽連與緣分藉由內人的照護來圓滿這一切，我們只有感謝上蒼的安排並準備好自己等待這一刻的到來。

第二十一章

生命自有其因緣，半點不由人？

九月三日，是小林預定離開加護病房的日子。下午一點半，我們比預定時間提早半個小時出現在加護病房門口，因為我們相信小林急性子的兄姐一定會早早在這裡守候，而我們需要了解這一段空白時間小林進行了什麼療程。果然，遠遠地就看見兩個孤獨的身影一臉頹喪地坐在走廊的座椅上。兩人一見到我們就忙不迭地起身趨近，大哥一個勁地直點頭哈腰道謝，感受到這份焦慮和誠懇，當下我們彼此都放下了心。

才剛坐定，我們就立刻提出心裡的質疑：「小林怎麼這個時刻還會出現在加護病房？」姐姐畏畏縮縮地不敢出聲，大哥倒是知無不言地詳述始末。原來小林動刀後的恢復情況不如預期，醫師遲遲沒有宣布再次動刀的日期，時日一久大家都等得有點火急火燎的。大哥終於忍不住質問醫師：「說好的第二次手術究竟什麼時候能進行？」問題是當初開刀的是外科醫師，不是現在的主治血腫醫師。緊急開刀時，醫師只單純針對小林腫塊的分布問題，告知家屬只能分成兩次開刀。結果這一句話就此深深烙印在家屬的心坎，而忽略了主治血腫醫師給予的建議。主治醫師建議先行調養好小林的身體後接受幾次化療再做評估，家屬卻執意盡快動刀才是對小林最好的決定，因為連個案自己都覺得再次開刀是最有效的方式。

血腫主治迫於無奈只好請外科醫師進行評估，八月十三日小林終於如願迅速地完成了第二次手術。雖然手術過程平安順利，但開完刀後醫師告訴家屬的話卻讓大哥自責甚深。醫師說頸椎腫瘤已經清除得很乾淨，他的任務到此已經告一段落，未來如何得看小林的造化了。既殘酷又現實的一句話硬生生地將他拉回現實，顯然小林的生命癥結並不單純，鑑於這第二次的開刀，他才忽然想起這段期間血腫醫師對開刀一事隻字未提且預先施行了化療，而內人離開時也叮囑他們最好聽從醫師的建議，切勿情緒糾結於個人的心理迴路裡。幸好第二次開刀一切順利，小林只在加護病房待了三天就移轉到普通病房，大哥牽腸掛肚、忐忑不安的情緒壓力終於稍得紓解。

大哥說，小林離開加護病房後整個人脫胎換骨一般，神清氣爽，活力充沛，心情愉悅，食欲大增，和初次開刀後的情況截然不同。這一次的開刀顯然大大提振了小林的信心，第三天就躍躍欲試地表示想要下床活動活動，舒筋展骨。大姐高興之餘全然忘記了醫生的交代——小林的頸椎還有護具緊緊地箍著不宜移動！果然，小林才下床走了幾步，突然聽得「啊」的一聲慘叫，小林已經渾身不能動彈地癱了下來。大姐一見亂了分寸，一邊慌忙抱住小林，一邊尖叫呼救。幾個護理師聞聲蜂擁而至，乍然一見人人傻眼。接著，一群人手忙腳亂地將小林扶上床，一邊緊急聯絡醫師，一邊將小林迅速推往手術房。

所謂「樂極生悲」啊！因為太高興了，以為自己手術後已經活龍一條，樂得渾然忘我、自我感覺良好，一時大意忘了醫囑，結果讓小林脆弱的頸椎不慎位移。這真是「一失足成千古恨」的最佳寫照！難怪大姐自始至終低著頭不發一語，再怎麼大而化之的個性也逃不過這椎心的自責吧？「我怎麼這麼豬頭！」她內心裡肯定這樣多次罵過自己。內人拍了拍大姐的肩膀說：「不是妳的錯，弟弟也一定不會怪妳的，不要把責任往自己的肩上扛，每個生命都自有其因緣，有時由不得人。」大姐聞言稍稍抬起頭，只見她臉上早已哭得梨花帶雨、淚水漣漣了！這是我第一次看見生性樂觀大姐泣不成聲……

意外之所以稱為意外，只因它總在我們最無防備、最鬆懈心情下發生，它來得無聲無息，悄然掩至讓人措手不及。這次的意外即便也順利完成了手術，卻讓身體猶然虛弱的小林嘗盡苦頭，幾度在加護病房內徘徊於鬼門關口，好幾次差點與兄姐天人永隔。曾在手術房外守候過的人都能體會這種內心的糾結和焦慮，因為一紙病危通知就能使你全然崩潰，手術情況未明時它依然如影隨形地緊扼住門裡門外所有人的喉嚨，因為一個大意就能讓醫師的一切努力盡付水流。

突然想起一個多禮拜前內人曾經提過的一幕場景：某日傍晚，內人下樓外出幫個案買餐，耳朵隱約聽見叫喚聲，於是停下腳步望向聲源處，這才發現昏暗的大廳休息長椅上正坐著一臉愁容的兄妹。原來是醫師告訴他們小林恐怕熬不過當晚了，要他們有些心理準備。兄妹倆詢問小林心裡還有沒有什麼未了之事，他們可以幫忙完成。小林說有一個朋友長期關心支持他，他想當面跟他說聲謝謝。大哥立即撥電話聯繫，告知小林的危急和遺願，那位朋友答應立即趕赴醫院探望小林，兄妹倆這會兒坐在大廳正是在等候他呢。隔天我忍不住問內人：「大哥有沒有來電？」內人搖了搖頭說：「沒有。」我說：「沒有訊息就是好消息，以小林大哥的仁厚樸實，如果小林離開了，他應該會知會一聲的。」內人說：「也許他們此刻正忙得心力交瘁呢。」是啊！這不無可能！可心裡總覺得小林應該能平安渡過這一關吧。此刻陪他兄妹倆在門外一起等候「頸椎位移」手術結束時，想著先前醫師要他們有些心理準備的事來，就更能體會這二個禮拜來兩人內心的惶恐不安，也能理解他們為何寸步不離地守候了。說真的，病危通知的催命符真正勒索的並非裡面的病患，而是外頭早已六神無主、魂飛魄散的家屬。

二點十五分，佐理員準時推出病床上的小林，身形感覺比之前更清瘦些，容貌卻多了幾分之前感受不到的寧靜祥和。相隔不過才一個月，小林卻宛如蛻變成一個截然不同的個體，散發出來的平靜讓人震懾、動容。一行人腳步未停地直奔緩和病房，直到一切安妥後小林用非常細微的聲音對我們說出了第一句話：「謝謝！謝謝你們！」我們點點頭回應他，告訴他這裡是最幽靜的緩和病房，會提供他所需要的一切支援，請他放心好好休息。這個時候才有機會再次好好端詳小林的面容，短短一個月，過去的暴躁、怨懟、不甘、憤懣不滿不復存在，眼前所見，猶如一位經歷九重雷劫，已然淬鍊肉身、洗鍊神魂的千年修行者，神態怡然淡定，渾身散發出一股寧靜致遠的氛圍。我心裡突然間閃過一個念頭：「他準備好了！」他真的完全將自己準備好了，哪怕下一秒就辭世他也毫無畏懼、毫無遺憾了。醫院照服近六年，這是我第一次這麼感動，驚訝於一個人竟然可以為自己的生命終結梳理到如此這般悠然自在，徹頭徹尾的平順服貼。我竟然點頭對小林笑了一笑，小林回我淺淺的一笑，眼神深邃卻澄澈難忘。這跟一個月前的他相去何止千里！何止千里！

第二十二章

惡靈退散，淨心足以驅趕世間諸般塵染

小林面容寧靜安詳，脈搏微弱，呼吸平穩細微，此情此景，很容易讓人產生錯覺，以為一切漸入佳境。小林兄姐此刻應該就是這麼想的吧，他們以為終能鬆一口氣，放下心裡的大石頭了。其實，這樣也好，因為若知道真相反而讓人時時提心吊膽，承受不必要的折磨，面對將逝者也只能內心暗自憾恨糾結，愛莫能助。暫時寬心的哥哥離開前告訴小林，隔天他會去辦理他交代的地產事宜，後天早上就會過來陪他。姐姐也讓她回高雄休息一天，後天一早過來。小林都淡淡地謝謝他們，告訴他們：「不急，別擔心！」

小林兄姐倆離開後，內人開始幫小林擦拭清潔身體，才發現小林身上的汙垢遠遠超過自己的預期。畢竟在加護病房足足待了半個多月，再加上姐姐之前照顧上的不夠專業難免疏忽。為了避免造成小林的不適，內人只能一次又一次地將毛巾搓洗浸濕輕柔擦拭，並告訴小林下午可能只能完成上半身的清潔，明天上午會擦拭完全身，還他一身乾淨舒適。她說：「我會小心慢慢來，你只要放輕鬆休息就好。」

小林確實全心信任地交託給內人，告訴她說：「我很放心！謝謝妳！麻煩妳了！」這裡的緩和病房是這所醫院裡最讓我們舒心自在的地方，安靜不嘈雜，肅穆卻沒有壓迫感，進出這裡的人心中自然收斂起外界的浮動情緒，一種發自內心對生命生死交界的敬畏與尊重。對許多人而言，包括一些專業看護，緩和病房是個令人忌憚、忌諱的地方，以致裹足不前，不肯輕易跨入。但在我們看來，這裡是最舒坦、自在、和諧的空間，更是最讓人感覺真實坦誠的地方。出加護病房的第二天，小林告訴內人說：「昨天晚上很好睡，我從來沒有睡得那麼香呢。」經過內人費時費心的清潔照顧後，小林的身體在第二天上午已然乾淨溜溜，連手指甲、腳趾甲也都修剪得平平整整，小林似乎也充分感受到那股舒適輕鬆，不斷地向內人道謝。

由於兄姐今天都有事待辦，所以緩和病房的小林難得清閒不被打擾。精神不錯的他倒是和內人斷斷續續地聊了許多，內人還特別告訴他全身上下都已然清淨無須憂慮，心裡如果一切平靜平安就別再牽掛，睡夢中如果見到純潔無瑕的白色光芒就安心地跟著它走……。小林似乎也了然會意，點點頭輕聲說道：「我知道，放心吧！謝謝妳，謝謝妳來幫忙！」十點多大哥打電話給內人，關心小林的狀況。為了辦理小林資產移轉忙得焦頭爛額的哥哥，顯然一心都在小林身上，無法一刻忘懷。內人告訴他，小林此刻平靜自在，不必擔心。大哥聞言後卻突然像堤堰潰決般哭泣起來，說他一直擔心弟弟會誤解自己覬覦財產，才需要這麼迫不及待地去辦理產權移轉。說著說著，壓抑許久的情緒如洩洪般一發不可收拾，委屈哀傷不已。內人立刻轉身將哥哥的顧慮告訴小林，虛脫的小林還是平靜地請內人轉告：「叫我哥別多想，就是因為完全相信他，才要他趕快去處理啊，告訴他我完全信任他。」另一端的大哥聽完轉達並沒有平撫情緒反而哭得更崩潰了，只說他今天會趕忙辦理，明天一早就會來陪他。人與人之間的關係，時常因為誤會猜疑而生阻隔，令人遺憾，所謂「疑心生暗鬼」也。小林這一端是內心平靜無波、放心託付，大哥那一端卻是排山倒海、擔心被疑忌，處在中間傳話的內人終將圍籬推開，天清月明。

中午我如常幫內人準備午餐到病房，小林開心地和我打了招呼又是一句謝謝！經過一個多月折磨的小林確實更加虛脫，更加骨瘦如柴，只是散發出來的寧靜自在卻是在2A30時絲毫感覺不到的。我告訴他我很佩服他的勇敢，更驚訝感動於他的心境轉變，我說：「你現在的樣子讓人很放心，很舒服，加油！」他笑了笑，沒有多餘力氣開口說話。不一會，內人接到呂老大兒子的電話，告知醫師已經準備將父親轉至緩和病房，目前除了基本的點滴之外已經沒有進行其他治療。沒想到，2A30的最後兩個病患這麼快就要聚首於緩和病房了！算算時間，前後也不過二個月光景。最初相識時，在病房裡的交談互動，以及偶爾玩笑式地插科打諢，都還歷歷在目。誰能預料呢？如今終點看似已在可見的不遠處……。因為是緩和病房，我沒有像在一般病房時多做停留，陪伴內人用好午餐後隨即離開。

下午四點半，我一如往常到母親處陪伴她，準備共進晚餐。五點二十分手機響起，一看是內人的來電。我輕聲問道：「小林走了？」內人淡淡地應了一聲「嗯」，接著請我回醫院幫忙，然後載她回家。突兀的來電並不讓我詫異，也許是因為在醫院工作久了，早已習慣隨時做好心理準備迎接一切變故吧。就像三個小時前見到的小林那樣，如果他已經為自己的終結完成了所有的準備，遲一刻、早一刻對他而言又有什麼區別？過意不去的永遠是還在呼吸、還有意念的人。我簡短向母親說明緣由，並抱歉今晚無法陪她用餐，隨即開車前往醫院，一路上沒有間斷地為小林的靈魂禱告。抵達醫院時心裡只想停在最靠近我所需要的地方，好方便拉回內人的行李。誰知，小林早已幫我預留了最接近電梯的第一個停車格，那裡僅有的四個車位極其少見地出現空檔，心裡謝過小林後直奔四樓的緩和病房。經過圓滿室（安寧病房裡所提供往生者停留的一個空間）時外頭掛上「使用中」的牌子，梳洗完畢的小林正安靜地在裡頭等待他的兄姐吧。我佇立門外默唸著：「小林，你已經圓滿平安，祝福你，一路好走。」進了病房，內人正靜默有序地收拾著小林的物品。小林的兄姐因為才剛接到噩耗，還在急急趕來的途中。唉，不算遠的距離，從此只能天人永隔地遙望，眼滴淚，心淌血，人已逝，情難回！

內人說五點左右正準備進行灌食，突然察覺小林的呼吸沉重、頻率異常，按其脈搏微弱到幾乎靜止，血醣急降，再探心臟又快速狂亂，但小林的臉色神情卻沒有透露異樣，她知道小林的時辰到了。除了立即招呼護理師外，也趨前在耳邊告訴小林：「別怕！就像我告訴你的，你已經都把自己準備得很好了。如果見到菩薩來接你的白光別猶豫，跟著菩薩走，我都在身邊陪你。菩薩知道你未來的心願，安心地把自己交給祂吧。」說完後一眨眼工夫，小林的生命徵象完全停止、消失，並瞬間將身上所有的穢物排遺，身、心、靈潔淨地離開了人世。內人協助護理師清理這具遺留下的軀體，作為親友告別悼念的依據。二十幾分鐘後小林的兄姐到了，哥哥見面時對著我們不斷九十度鞠躬道謝不已，也一再地重複著他的謝意，不斷地告訴我們，他至今無法理解小林對我們為何那麼信任。我們將他們引導到會客區，告訴他們所有經過的一切，告訴他們弟弟真的圓滿且毫無罣礙，走得非常平靜而安詳。聽到這裡，哥哥終於忍不住悲傷，潸然淚下，又點頭如搗蒜地連聲說謝。我們不斷故作輕鬆地和他們聊著弟弟的過去，試著在進入圓滿室前能稍微撫慰他們的傷痛，避免在裡面情緒失控，以致讓淚水滴落在小林身上。因為我自己有過極其鮮明的記憶和經驗，不得不提醒他們。

第二十三章

2A30曲終人散，靜待下一次奇蹟

二十六年前父親因車禍意外辭世，在告別彌撒中準備封釘時，兄弟姐妹都簇擁在父親棺木旁痛哭失聲，因為而今而後父親的形體容顏就只能在腦海中追憶，此刻都想再多看一眼。一旁的親友不斷叮嚀別讓眼淚滴落父親的臉龐，可此刻誰還會在意什麼叮囑、在意什麼無稽的傳說呢？妹妹的一滴眼淚還是滴落在了父親的臉，霎時間父親的臉龐起了變化，汩汩的血液緩緩地從父親的七孔流出。心疼父親的感受與不捨，我們更恣意地宣洩心中的痛楚，我慌忙拿過面紙輕輕擦拭，並要弟妹們別再讓眼淚滴落在父親身上。這一幕太過刻骨銘心，怎麼能忘？也許醫學上可以有太多合理的解釋或揣測，但對作為逝者的大兒子——老么我——而言，我只相信形而上的「寧可信其有，不可信其無」，畢竟對浩瀚的宇宙穹蒼而言，即便窮盡人類一切智慧，其總量也不過僅如滄海一粟，多麼微不足道之渺小。有了自己的前車之鑑，所以在進入圓滿室之前，總希望能多緩和大哥無法抑制的情緒。

近七點左右，護理師陪同我們進入圓滿室和小林告別，並宣告死亡院宣。內人告訴小林哥哥姐姐來看他了，並刻意把上午大哥來電時心裡的忐忑疑惑再次提了一次，告訴小林：「大哥都知道了，你可以放心了！」一旁的大哥涕泗縱橫，頻頻拭淚無法言語。一會，又斷斷續續地傾吐了他的關愛與擔憂，堅定地告訴小林不會忘記他們在２Ａ３０的誓約：「來生一定還要聚首，再當手足。」離開圓滿室後，內人陪同大姐等待禮儀業者的救護車接送，我則協助大哥到樓下辦理小林的所有證明。大哥因為悲傷過度以致六神無主、恍恍惚惚，任何櫃臺交代的事宜他全然無心記憶，我一一記下並簡單明瞭地告訴大哥後續須準備的證件和應辦事宜，大哥嘴裡不斷喃喃自語說：「幸虧有你們！如果沒有你們怎麼辦？難怪弟弟會那麼信任你們！……」小林的早逝對他是無比巨大的衝擊，小林死後有知也會垂淚才是！

八點左右，禮儀社業者終於到了，專業迅速地安置好小林，最終還是到了告別的時刻。大哥再度九十度深深鞠躬，頻頻回首致謝告別，我將這一幕永恆地烙印在心裡，並期勉自己不要妄自菲薄，你的價值並不在於你所處的境地，而在於你面對的態度。輕輕握著內人的手，我告訴她：「這一幕是獻給妳的，是妳的態度感動了小林，贏得了他的信任。是妳的態度融化了家屬，獲得了真誠的感激。妳為照服這份工作做了最好的演繹，我倍感驕傲與榮幸。」我倆雙手牽得更緊，心心相惜的暖流在彼此之間漫溢。回程時在新營簡單吃了炒飯，內人點了份蚵仔煎隨便餬口，回到家時已經超過九點。突然，內人提了一句：「小林沒讓呂伯伯等太久，他讓出了自己的床位給等待的呂老呢！」我心裡忽地一陣顫動，半晌無語。是啊！２Ａ３０的夥伴如今都已凋零，現下的呂老算是碩果僅存也是苟延殘喘的唯一了！

隔天我告訴內人，趁機多休息兩天吧，既能讓身心稍微緩和也不至於嚇到車禍的阿桑，兩天後再繼續接回原來的照護。下午五點前我們攜手過去陪伴母親，母親每次和內人碰面總有聊不完的話題，一直好奇地問東問西。聊著聊著內人電話又響了，是呂老的大兒子，帶來了呂老的死訊，都還沒來得及入住緩和病房就離開了。又是差不多的時刻，又是前後相隔一天，阿豪和曾伯伯，小林和呂老，雙雙決定結伴同行。想像一下，此刻的他們如果能在另一個空間重逢，也許正在談論著他們所共同熟悉的我們夫妻倆吧。晚餐後，我們一如往常習慣攜手閒步於一片綠波搖曳的稻田中，一邊回首談論有關２Ａ３０的一切。那真是一段不可思議的安排與旅程，懷著可喜可悲、可哀可嘆的複雜情感，見證了幾多迥異的生命終點場景，更見證了癌末轉身的奇蹟痊癒。我記憶２Ａ３０，也記錄下所有的一切，只想告訴大家：「要懂得用明智的生活態度愛護自己，善待自己，不拖延，不硬撐，身體才能給予你最美好的回饋。」只想告訴世人：「這世上沒有什麼不可能，癌末轉身讓死神撲空的大有人在。短短十個月都能從醫師袖手的緩和病房癌末病患蛻變到全身上下找不到任何一個癌細胞，你還猶豫什麼？質疑什麼？趕快找回我們失去許久的天使翅膀吧，翅膀的一端承載著良善的態度，另一端提供了最初原始的自然飲食，這些，足夠我們終生受用了！」

三天後，內人回到醫院接續車禍阿桑的照顧，並且在出院後陪同返家繼續居家照服，前後歷程有一個多月。離開居家後還前往高雄長庚照顧一位個案家屬介紹的大哥，時隔兩個多月才又回到我們熟悉的照服醫院，萬萬沒想到接到的照服個案竟然是來自2A30的B床！正是小林人生最後路程待過的病房和床位，是巧合！也是玄奇！

第二十四章

期待民怨反撲，春風覺醒

送別小林後，內人依約回頭照顧車禍的阿桑，她的乳房腫瘤切片結果也已知曉，確定是惡性腫瘤，預計後天進行手術移除。阿桑似乎一心掛念著回家祭拜逝世週年的兒子，反而沒有將太多心思放在乳癌的手術上，並且早早將自己的出院日期完成設定，內人也答應她們母女陪同協助一個月的居家照服。手術的過程很順利，阿桑的復健和恢復也一如預期，十天後轉眼就來到了出院的日子。阿桑女婿的車子不大，搭載了三大一小又加上雜七雜八的玩具等行李後，早已沒有多餘的空間留給內人和她的行李，我因此開車單獨接送內人過去，順便熟悉回來的路程。

臺灣雖小，各城鎮之間交通網絡卻四通八達，千萬輛各式汽車恣意地在各種道路——高速、快速、省道、縣道——上隨意流竄。臺灣雖小，阿桑住的鄉間卻是我不曾踏過的土地，甚至連經過都沒有。心想，誰還敢大放厥詞、輕易誇口說「我一雙腳走遍全臺灣」？下交流道前短暫地銜接快速道路讓我們驚呼連連，眼前出現筆直寬敞的四線道，廣闊的分隔島十足吸睛，分隔島的植木更是美得讓人眼花繚亂。高矮不一的樹種隨意地生長伸展，感覺就是一條野放的腰帶，實在太慵懶閒散了些。兩旁無盡的綠油油田地，除了臺糖之外還能是哪戶豪奢大戶！一入街道又是另一番景象，冷不防撲面而來的繁華市容讓人大開眼界，覺得自己真是孤陋寡聞的井底之蛙呀！原本心中預期阿桑住的鄉鎮，頂多略勝於自家小村落，沒想到竟是如此熱鬧！只見車水馬龍人聲鼎沸，兩旁街道閃爍著霓虹燈彼此較勁光芒，櫛比鱗次的商店門庭若市，這根本比我們以前的縣轄市有過之而無不及！這下子筆者算是劉佬佬進大觀園，見一處誇一處，連聲嘖嘖了。豈料，熱鬧街區一過，斜轉叉路再轉入巷弄，映入眼簾的卻是一片殘舊頹廢景象，完全無縫接軌的舊式透天建築一幢一幢地聳立著，彼此間連防火巷都沒有，寸土寸金都沒有浪費，真的是毫無生活隱私可言啊！對比五十公尺外的街道喧囂，這裡自成一處失落的世界，宛如時空錯置，顯得滿突兀，滿不協調。親眼看見阿桑生活的周遭環境與居所如此這般，對於這一家人行徑上的許多困惑不解，心中隱約有了些模糊輪廓。

阿桑女兒雖然好意帶著不願張口學話的孩子回去同住，可惜生活態度太過於懶散率性，再加上孩子整天哭鬧，玩具玩完也不收，隨處四散。如此一來，不僅阿桑的心情受干擾，行動也危機四伏，照顧者更是累得人困馬乏、疲於奔命，這也是部分居家照顧家屬始料未及的吧。

先前見識過肇事者的推諉惡行後，阿桑女兒萌生獅子大開口的求償念頭，我只是淡淡地告訴她：「如今的車禍理賠程序已經很成熟，一旦釐清肇事責任，相關的醫療、照護，甚至後續的賠償，都有一定的規範，不用太擔心。就算妳開出天價索賠，到頭來不過是在談判桌上討價還價，彼此折衝，不可能任由一方強取豪奪。」話算說得很明白了，至於聽不聽得進去，那也只能由當事者自行承擔了。

居家照護前女兒四處打聽，聽說這裡分院有一位頗受人尊崇的知名醫師，信誓旦旦地說回家後要幫媽媽掛他的診，不過才幾天的工夫卻迅速掛了另一位名不見經傳的醫師門診。也許是因為一想到得一大早去現場排隊掛號就萌生退意、轉彎改道了吧，未來的化療也許就因為這麼不經心的一個念頭就有陰錯陽差的差異呢，怎能輕忽！果然，醫師一下子就安排好了住院。這個地區很特別，本地有一家分院，比鄰較熱鬧的隔壁鄉鎮也有一所分院，扛的都是全臺灣最頂尖醫院的分院招牌。阿桑被安排入住的是本地的分院，看似離家較近多了些方便，入住後才發現竟是如此地不便與折磨。原來這家號稱臺灣頂尖醫院的分院簡直家徒四壁寒酸得可以，X光機、心電圖和超音波是基本配備，除此之外，其他一概闕如。若有額外需要，例如稍微精密的儀器檢查，都必須搭乘醫院救護車奔馳二十分鐘趕赴另一所分院等候，枯等幾個小時無人聞問，檢查完成後又是一路鳴笛狂奔二十分鐘後送回原分院，精疲力盡地回到自己的病房。

原來世界這麼大，連小小的臺灣都如此無奇不有，掛著臺灣最頂尖醫院的招牌，卻提供這般令人匪夷所思的醫療品質，堂而皇之地收取物不相值的高昂費用。原來，一塊擦得如斯鋥亮的招牌，可以這麼容易掩人耳目地大肆併購，提供的卻是慘不忍睹、欺人太甚的醫療服務，實在不由得讓人替這地區的百姓鼻酸，掬一把義憤淚水，更讓筆者噁心得想飆罵一番，太噁心了！這樣草菅人命的頂尖醫院，這樣監督管理的衛服部！再抬頭看看醫院外牆斗大的醫療品質獎布條，從遠處就清晰可見，對照之下何其諷刺？何其張揚？何其令人黯然神傷？

阿桑返家後左鄰右舍免不了紛紛前來關懷探望，談話內容十分之一是關切，剩下的十之八九莫不好奇車禍拿到了多少理賠，傷勢的復原和乳癌治療的進展反倒被失焦遺漏了。更好笑的是，訪客前腳還來不及跨出門楣，嘴裡早已碎碎唸了一堆，氣得阿桑也在背後叨唸回擊。唉，這地方的風土民情未免也太過暗箭難防，不過這算得上是暗箭嗎？那麼直接又不避諱，所謂的「遠親不如近鄰」看來絕不適用於此處。數十年被同一個黑金家族所壟斷把持的地方生態怎會是地方之福？也顯見此處的民智被操控蒙蔽多時，任由他人予取予求，以致生靈塗炭。沒有這種占地為王的跋扈家族，怎麼能產出這麼畸形的頂尖醫院下的分院？這二所分院搞不好還是他們成天掛在嘴上的政績呢！真夠丟人現眼了！這X大醫院！這地方霸權！如果，這地方首長官員哪天重症住院時也願意屈就這所分院，我會瞠目結舌地佩服到五體投地，我們拭目以待吧！這地區的百姓就繼續好自為之吧！不為自己，也該為下一代及早展現何謂民怨反撲！

第二十五章

金光鋥亮總院掩不住分院破敗

六年下來，我們也算走過了一些醫院，只要層級相當的醫療設施和品質大概都不分軒輊，除了更多還沒有到過的醫院之外，這家分院是絕無僅有可以讓我一路打X到底的醫院。如果它扛的不是臺灣最頂尖的醫院招牌，如果它的醫療層次和收費等級再降兩個檔次，我寧可不要多費唇舌。連阿桑這樣算不上知識分子能忍則忍的人都氣得想提出申訴，畢竟她才在另一家同等級的醫院住了一個多月，誰能比她有更直接的感受與比較，難得這地區的人從來沒有人提過問題、舉旗抗議？

託阿桑女兒便宜行事之福掛了這位醫師，我合理懷疑她的手上沒有太多住院病患。其剛愎自用、專斷獨行真是少見，完全不理睬照服和家屬的觀察報告，甚至不屑一顧嗤之以鼻，還莫名其妙地直接打臉，讓人當場錯愕不已。就因為她的固執自負，讓阿桑好不容易調整妥當的情緒和睡眠又變得壓力沉重，回歸原點。從開刀醫院帶來的完整病歷對她恐怕也只是一疊廢紙，不值一顧。她白袍上斗大的「X大」二字，更加讓她的驕氣升級，愈發趾高氣昂、得意忘形，還談什麼視病如親？細思在她的學醫過程中，無數大體解剖前，諸多導師的諄諄告誡、耳提面命，恐怕當她套上這件白袍的同時，早已馬耳東風消散得無影無蹤。化療前該有的檢驗與準備我們都能理解，但這個醫師真的是無端虛耗掉患者太多的住院時間，空轉了至少一個多禮拜，盼到雲開見日完成化療時，阿桑信誓旦旦地說：「打死我再也不來這家分院！再也不看這個女醫師！」不過我知道，阿桑無論如何也只能回到這家醫院，無奈屈服於這位醫師，除非她女兒真的願意勤勞點，真心地替媽媽著想，另換一家，或另換一位。其實，最簡單的方式就是問她：「如果是妳住院，妳會選擇這家分院嗎？會給這位醫師治病嗎？既然妳拒絕，為什麼非要阿桑接受！」我好奇之餘，查了查X大的總院醫師名單，果然總院裡沒有這號人物。事實如此，誰之幸？誰之不幸？

這所分院也許因為地域的關係吧，照服系統似乎被寡頭壟斷。入院之初即有探馬斥候進房打量一探虛實，一見照護者非屬於自家旗下，就連護理師的態度都因之而明顯改變。幸虧內人機智，預先和阿桑商量以姪女名義相稱，才見護理師態度一百八十度大轉彎，可知內情之錯綜複雜實在教人多所玩味。看慣了自家服務醫院的嚴謹明朗，這裡的護理師層次怕連診所都談不上，要求她們表現親切那更是奢求。更可氣的是，服務完後丟三落四、漏東漏西的情況根本是司空見慣。難得的是，這些弊病從一而終至死不改，浪費唇舌去抗議提醒，只不過搞得自己像是蜀犬吠日，少見多怪。

這家分院最讓人詬病的一點，就是稍微精密的檢查都沒辦法做，還得勞師動眾，搭乘救護車狂奔一二十分鐘車程，前往另一家分院診治。更令人啼笑皆非的是，分明就沒有發生任何危急狀況，卻毫無例外地總是閃燈鳴笛一路狂飆。司機還由不得你有任何置喙餘地，給他意見只會充耳不聞，還伺機報復，開得超快讓你嚇出一身冷汗。這種挾社會資源滿足一己囂張行徑的惡劣作風，簡易是目無國法。如果遇到心臟疾病住院的患者，難道就活該倒楣、只能自求多福？某次，經歷讓人嚇得冷汗直冒的飆速車程之後，在距離下午一點的一刻鐘前抵達另一分院，志工接手協助推送到檢驗走廊，然後就像孤兒一般無人聞問地被棄置當下。等候良久，內人深感詫異之餘，幾次忍不住找機會詢問檢驗室人員，得到的回答莫不千篇一律：「等候叫名。」您相信嗎？這一等直等到下午四點半才進去檢查。完成檢查後再一次搭上風馳電掣、提心吊膽的救護車火速返回，回到自己的病房已是下午五點半光景。這種對住院病人折磨式的懲罰，恐怕是每一位住院患者都得三番兩次嘗一嘗的痛苦滋味。話說這些弊病難道分院不知道嗎？總院是否曾經聞問？甚至還有更糟的情況，那就是：在自己分院進行的簡單檢查，在佐理員推床下樓後，竟然還在檢驗室外枯等了二個小時才進入檢查，流程管理之鬆弛竟至於此地步！做不到視病如親也不要視病如仇嘛，至少他們都還是你們的衣食父母啊，真的是可惡、無能、差勁透了！袞袞政治諸公，勞勞神高抬貴手吧！假借「白色」力量草菅人命，我認為比土匪盜賊還罪加一等！然而，這種醫療霸凌，卻完全不需要坐牢服刑，還能獲得政府的獎勵與補助，天理何在？那麼多戰戰兢兢、克盡職守的醫護都為你們感到汗顏與羞愧。尤其病患無分男女地共處一室更讓人傻眼，這樣的管理幸虧都不曾出現在我們服務過的醫院，這不是一個良善的醫病場所，而只是一處不入流糟蹋生命的地方！

就像軍中破百（僅剩一百天即能退伍）後數饅頭的日子，好不容易盼到居家照服結束的時候。這次的居家照服，我很清楚內人的辛苦，甚至希望能有轉機提早結束這次的任務。畢竟個案本身、個案的女兒、個案的媳婦、個案的左鄰右舍，包含這家令人難忘的分院，共同編織出一段混濁、不健康的氛圍，讓人想逃得愈遠愈好。總歸該落幕就會落幕，幸喜最終還是不辱使命地完成了任務！此外，也慶幸自己沒有落腳當地，否則難保自己不會遭遇類似的醫療折磨！至於這一切弊病，責任該歸屬誰呢？算了吧！該負責的永遠推諉給別人！那我們自己呢，難道沒有責任？養虎為患的其實一直都是我們！

第二十六章

風蕭蕭兮心苦寒，長輩入機構兮何時得復返

毫無疑問，臺灣正快速邁入超高齡化社會。這樣的社會結構很容易不堪一擊，很容易讓社會政經進退失序，稍有不慎甚至可能成為裂解社會，成為壓垮國家的最後一根稻草。突如其來的武漢肺炎不僅殺得全世界措手不及，更讓全人類驚慌失措宛如世界末日。全世界人口老齡化比例次高的義大利更是束手無策，眼睜睜地看著感染病毒的老人家一如風中殘燭，生命瞬間消逝。由此可見，人類在太多不能預期、無法掌控的突發事件上顯得何其脆弱。全世界愈來愈多國家爭先恐後地加入人口老化社會的行列，臺灣也不遑多讓，急起直追。那麼，我們真的已經準備好了嗎？包括在心態上、政策上、措施上……

六年的照服生涯，我們只見過一個個案，在身體還健康的時候，主動選擇離開老伴，自行踏入機構。她的見識，她的爽朗，她的豁達，至今仍在我的腦海裡縈迴。當然，這位白髮如雪的伯母絕對不會是單一個案，但我也相信，能如伯母一般，在健康時就怡然自得地選擇踏入機構養老者，其比例必然微乎其微。歸根究柢，問題不在於有這樣想法的人太少。如果是我們的長輩，我能理解必然是鳳毛麟角，但換成是四五年級的我們自己，我堅信一定會有一些出人意表的比例。真正核心的問題只在於：臺灣目前的機構顯然多數並非為健康的養護而設，所以也就很難呈現出健全、健康的環境與氛圍。而真正專為慢活的健康養老而設的家園，卻又昂貴到多數人，一如你我，所咋舌不敢輕言入住。當然，現況肯定會改變，只是這個改變總是來得太遲又太晚！

現在的機構就像「7-11」一樣，三步一哨，五步一崗，幾乎隨處可見。一如現實情況裡的糾結，我們的父執輩有幾多是心中舒坦地接受被送往機構的安排？當子女們決定將父母送往機構時，心中真能沒有罣礙？沒有懸念？沒有百般的無奈與不捨？清夜長思，捫心自問，您的周遭有多少被送到機構的長輩最後能重回家園安享天倫的？被送往機構的長輩回家的路，就像是苛求一位失智的老人走出家園後，能獨力重返家園一般遙遙無期。就我所知，最後的重返家園之路不是在闔眼前的最後巡禮，就是在闔眼後的最後告別。而闔眼之前的最頻繁景象，就是在機構與醫院之間的勞頓奔波，折騰著心如槁木死灰的老者，也牽動著一掛家族的舟車勞頓和牽腸掛肚。送入機構是否絕對是一條不歸路？我必須坦誠地說：「是的，至少目前看來確實如此。」或許您有不一樣的看法與結果，恭喜您，那也是我樂於看見的。

這是一個很特殊的個案，也是我們衷心感覺安慰圓滿的個案，就像在對的時機遇上了對的人那般，自然地成就結果。如果缺了個案那三對孝順殷勤的子媳，任憑大羅神仙降臨，恐怕永遠只是白卷一張。我很感激，也很感動，內人能成為這其中令其轉動的小小樞紐，讓他們的父親在機構兩年多後能重新回到家園，而其後的變化確實也讓他們充滿欣喜與安慰。多麼期待會有更多的機構住民等到重返家園的一日，如果情況允許，請別讓自己留下終生的遺憾！誠如許多人說的，這次的武漢肺炎彷彿為這世界按下了「暫停鍵」。我甚至覺得，這次的武漢肺炎給人類按下了「倒退鍵」或「復原鍵」，給予世界一個機會，一個反躬自省的機會。誰知道呢？也許錯過這一次，下次為人類按下的極可能就是一去不復返的「刪除鍵」也說不定。願藉由這個個案讓人重新審視人心的美好，也許要人無私太難，太苛求，太緣木求魚了，如果無私註定成為人類最痛苦、最為難的修行，那何妨從多閉嘴、少自私、分享愛逐步做起！當過程中出現許多善惡交戰、無法自拔時，何妨想想義大利的例子：武肺期間有近百位神父依舊在病榻前為患者禱告，施行臨終聖事，甚至讓出了自己的呼吸器而殉道，多麼悲憫的胸懷！難道他們天真到不明白這樣的作為會讓他們的生命陷入危境？想想他們的從容！感動他們的無私！

第二十七章

傳遞人性光輝的照服會感染

※個案背景

男性，八十五歲。罕見的老實安靜，略有退化失智現象。舌尖上捲，顯然很少和人對話以致出現僵化現象。一般而言，除非有人和他說話，否則他永遠只是安靜地臥床休息。而就算有人和他說話，他的回應也只是氣若游絲，含糊而簡短。四肢和身軀削瘦萎頓，讓臥床的他更顯單薄與脆弱。伯伯育有四子。老大十四歲時就離鄉背井前往中部闖蕩，並在當地娶妻生子，落地生根，從此像斷了線的風箏，幾乎不曾返家，更不曾聞問家中兩老的生活景況。老二、老三和老四皆從事土木工程。老三憑藉著自己的積極和人脈，組織了一個頗具規模的工班，口耳相傳，包攬不少工程，忙到分身乏術。老二就在老三的旗下工作，率領著一個工班。老么則獨自前往中部奮鬥，一樣繼續留在建築業。老么是個單親爸爸，和其他三位哥哥不同。幸喜，這三個兄弟都承襲了父親的血脈，也非常孝順，彼此齊心，互相扶持。由於老三的收入最豐，所以他也責無旁貸地一肩挑起家裡的重擔。二年前伯伯的老伴撒手人寰，伯伯的身體狀況就此一蹶不振，每況愈下，漸漸地連行動能力都快速喪失。三個兄弟都落腳他鄉，工作忙碌到很難分身他顧，居住的處所也無法妥善安置老人家。此外，母親辭世時，照顧她的可靠外勞也同時辭退了。頓時間，兄弟仨為了老父的未來安排慌亂了起來，迫不及待想尋得解決之道。

※你的習題

有什麼兩全其美的方案可以讓兄弟三人放心？又有什麼是真正的兩全其美？捨與得之間孰輕孰重？捨與得之間如何權衡？您站在每一個位置思考過了嗎？似乎每一個位置都有它不同的顧慮與苦惱，每一個位置都有他的欲言又止甚或難言之隱。您決定好了嗎？

※個案現況

兄弟最終快速決定將父親安頓在附近的機構照料，因為他們確實騰不出足夠的時間與人力來進行陪伴和照顧，只能和多數家庭的決定一樣，尋求機構的幫忙與協助。這樣的決定在現下的社會中，尤其是少子化的今天，將愈來愈趨普遍。這樣的決定，其實是盡可能地在失衡的天秤下保持相對的平衡，也就是盡量考慮諸多現實因素，包括經濟、情感、時間、體力，和人倫孝道等問題。

兩年來，就像老四說的：「父親住院已不下三次，身軀愈來愈瘦削，愈來愈僵硬。神智也經常恍恍惚惚，認不得人，叫不出兒子名字，更別說能有什麼對話了。」一日復一日，眼看著父親健康每況愈下，兒子們心裡自是萬般無奈，倍感焦慮和無力。

內人從另一位看護的手中接下個案時，伯伯已經入院一個星期。這位看護離開時略顯畏懼心虛，像是做錯事情一般。內人說：「她不知道個案需要管灌，她也根本不會管灌。又怕在家屬、醫護面前洩了自己的底，硬是撐了一個禮拜。這期間，原來都是對面床的照服同仁耐著性子一個個步驟地教導她。所以，她趕緊隨便跟家屬瞎掰了一個理由，好腳底抹油溜之大吉，快快逃離現場。對床的同仁聽著她瞎掰，一下頻頻點頭，一下無奈搖頭，感嘆於這種連課程都懶得去上的無牌照服愈來愈膽大包天，也對這類無視人命攸關而只顧賺錢的仲介感到嗤之以鼻！時至今日，我們仍自覺羞赧地不敢告訴家屬真相，實在是擔心更多盡責奉獻的照服同仁被無端誤解，引發更多對社會照服的不信任與扭曲。她也真夠膽大、淡定的了，為了錢可以忽略別人的健康甚至性命，這社會怎麼會這麼多病!?」

家屬本來有一位熟悉的看護，也是我們熟識的，是上次伯伯住院時負責照顧的看護，這一次因接班中分身乏術只好另雇。可以預期的是，這次內人接手後，家屬恐怕再也不會考慮其他人了吧。伯伯的呼吸系統顯然非常脆弱，容易受到感染。即便後來處於健康狀態下，都還得隨時視狀況抽痰，住院期間更是讓醫護煞費苦心。曾有幾次陷於病危狀態，差點發出病危通知，更讓護理站醫護印象深刻、戰戰兢兢。幸好護理師對內人非常熟悉也充分信任，允許內人隨時協助抽痰照顧護理，一群人就這樣將巍巍顫顫的伯伯從一次次的危急中挽救下來，維持穩定健康狀態。內人和我在照顧臥床老人時總習慣和他們多說話，努力找話題，以便更多了解這些長輩。這樣做非常有效，每次都能從渾沌不明的情況，慢慢地看到模糊的輪廓，然後漸至一片豁然開朗。過程也許很冗長，卻是一步一腳印，慢慢地就能發現新世界！你可以欣喜地看見老人家日漸進步：由微笑開始，漸漸地笑開懷，直到精神和體力大增。溝通方面的進步也類似：由單個字的回應開始，慢慢地重拾過去說話的能力。記憶力呢？也一樣：由熟悉的日常事務開始，慢慢地串起一點一滴過往記憶。心情轉變亦然：過去總是面無表情，慢慢地見到親人會微笑，然後會打招呼。短短兩個多禮拜的變化，感受最深的非他三對兒子媳婦莫屬。也許因為高效幫助了老人家轉變，讓內人有勇氣提出建議，重新安置伯伯的未來生活。也是因為親眼目睹父親的快速轉變，讓三個兄弟完全信服內人的照護，對內人的建議也是滿心認同，積極配合。

伯伯的個性極其溫和，甚至是溫順安靜得讓人疼惜，顯然是一位很容易照顧、不會刁難失控的長者。不過，他的呼吸系統很容易感染，特別需要謹慎護理，人力不足的機構顯然無法提供。衡量三個孩子對父親的關愛呵護之真摯，以及還不錯的經濟能力和居家環境之後，我們都覺得讓伯伯回家接受照護才是最好的選擇。照顧近兩個禮拜時，內人終於大膽地提出我們倆的看法與建議。在我與他們兄弟碰面時，我不遺餘力地抓緊機會鼓勵他們把爸爸接回家去。三個兄弟的個性雖然都屬拘謹與內斂，習慣將心事與想法藏在心裡，但面對我們所提出的建議，卻沒有不置可否或選擇逃避。顯然，關於安置父親的問題強烈地撼動著他們的心靈，畢竟是孝順的兒子嘛！不出幾天，兄弟仨已經商議出結果，而且迫不及待地等著內人的首肯：他們都看到了父親的好轉，也相信我們的分析與陳述，父親確實不會有太多時間繼續在機構與醫院間折騰，所以他們非常樂意將父親接回老家安置。不過，老家太久無人居住，需要一點時間整理，也得置備好父親所需的一切器材。更重要的是，他們希望內人願意協助他們，繼續居家照顧父親，如此才能讓這一切圓滿實現。

對內人和我而言，這是我們最希望的伯伯的未來歸屬，當下不假思索地一口答應，願意協助他們到他們放心外籍移工可以完全接手為止。終於，在將父親送往機構的兩年多後，又有機會讓父親安養於自己從小生活、熟悉的家園。大家分工合作，迅速按部就班，在內人的轉告下醫護也都欣喜地樂於成全，並配合家屬的進度安排出院事宜。只有躺在病床上的伯伯依然半信半疑、不置可否，也看不出是喜是憂。不過，這有什麼打緊的!?只要回到家，見到自己熟悉的人事物，記憶自然慢慢勾起逐漸回籠，一切美好自可期待，變化自然而來。

第一次，在內人的照顧下，欣喜感動地見到在機構的老人家終於能重返家園，這是我們從來不敢想像的事，就像做夢般很不真實。謝謝老人家的三對好兒子媳婦，是他們讓這一切得以逆轉，得以成全……

第二十八章
接父親回家——機構不再是一條不歸路

所謂：「兄弟一心，其力斷金。」果真沒錯，一群人硬是撥出了自己的空檔時間，為父親的重返家園投入心力。一個禮拜後，在醫護的祝福下，伯伯終於順利出院了。回家的路程還是由這陣子最勞心勞力的三哥夫婦呵護下緩緩前行，內人陪侍在伯伯身邊盡量減少伯伯旅程上的不適，我則空車幫忙載送伯伯的輪椅、瑣碎物品和內人的行李靜靜跟隨。車行臺一線不久後直上國道三號，未幾再轉進八四快速道路，歷經半小時不到，瞬間由寬闊的馬路九十度轉入一條羊腸小徑，眼前座落著一棟L字形的平房，很有味道。車子並排在平房的前院，由於房子沒有無障礙空間設計，所以等一切就緒後就由三哥抱起父親進到為他所準備的房間。相信三哥應該很久沒有這麼抱過父親了吧，我總覺得有很多畫面非常療癒，眼前這一幕絕對是其中經典。

趁著車子剛抵達，三哥夫婦在忙裡忙外之際，內人蹲在伯伯身邊指引伯伯環視眼前這棟平房，試著勾起更多的記憶。這是哪裡？誰的家？伯伯顯然有些錯愕，一副不可置信的表情，心裡可能有太多困惑反而讓他笑不出來。也或許是因為離家太久，不曾想過會有回家的一天，如今可謂是喜出望外，卻又令人五味雜陳吧。他幽幽地說：「這是我的厝！」內人稱讚他說：「房子蓋得好棒，這地方的風景很美，以後我們就都住在家裡了！……」躺在新的醫療用氣墊床上，伯伯略顯疲憊地打量著新的房間。這原來是老四的房間，空間寬敞，兩邊都有窗外的視野與良好的通風，所以特意將它整理出來安置伯伯。伯伯虛弱地打量許久許久，直到確定自己睡在家裡了，喃喃自語道：「這是阮厝！」住院期間幾次在鬼門關外徘徊的伯伯出乎意料地回到家了，這應該也是三個兄弟兩年多來不敢想望的事。將父親安置在照護機構這段時間，恐怕也令這三兄弟日夜寢食難安吧？他們只是彼此心照不宣罷了。如今，這一切有了新的開始。讓我詫異的是，這個家竟然重新活絡了起來，似乎連呼吸都傳達著他們的幸福喜悅。心裡的大石終於卸下，失落許久的桃花源竟然重見！這才是我和內人所始料未及的。南宋陸游〈遊山西村〉詩曰：「山重水複疑無路，柳暗花明又一村。」這家父子，不也是經歷幾許曲折艱辛之後，忽然絕處逢生，另有一番情景嗎!?

六年的照服生涯，不下數十次的居家個案邀約，我們的居家照護卻屈指可數，原因無他——就像內人說的，我們希望將自己的專業與能力用在急需要被照顧的患者身上。再難照顧的病患都難不倒我們，只要秉持真誠的同理心，總能一一完成個案的任務需求。對於居家照護，我們考量的根本不是個案本身，而是家屬與環境。不適合的居家環境常常對照顧者形成阻礙，也同時對個案本身造成危險，這樣的居家事倍而功半。然而，許多家屬卻沒有意識到這些問題也不想改善，卻一味奢求居家照服的品質與功效。而家屬是否能充分信任我們，是否明理寬容，更是居家照服的重要關鍵。所以，我們堅持來自介紹的居家個案一定會先跑一趟，了解一下環境並和家屬長談以尋求共識，也因此婉拒了許多居家照顧的請託。但即便如此，我們也還是難免碰上居家期間家屬有意無意的言語奚落，以及態度上的冷漠苛薄。唉，人哪！怎懂！

車子轉進伯伯的老家時，我被眼前的一幕風景深深震懾感動。這是一處只有兩戶人家的世外桃源，放眼望去就是無邊的果園，有鳳梨田，有芭樂園，有蜜棗園，還有更多更多的百果園。就像三哥說的，老一輩的人勤儉樂天，哪怕一塊田地裡的隙縫，他們都要想盡辦法再塞進一棵果樹，所以就形成現代農業上很不科學的處處百果園。這裡看得見的土地都是三哥的爺爺留下來的，分別由伯伯和他的弟弟持分擁有，屋後的另一住家就是伯伯的弟弟一家所住，是城鎮裡非常少見僻靜的生活園地。但是，讓一輩子住在鄉下的我感到震懾的，當然不是眼前這一大片果園，而是不到一公里的遠方矗立著的月世界！「月世界」是我們這地方對這景象的稱呼，據說是一種堊土地質吧，很難長得出雜草或林木的貧瘠地質，尖削又孤傲地昂揚聳立，既美麗奇特又雄偉詭異！車行南二高進入田寮隧道時，充滿震撼的兩旁就是我眼前的這一幕。這景色未免太得天獨厚了吧！內人說，那一堵月世界夜晚時會隱約透出微微的亮光，散發出一股幽然靜謐的美，上天的賜予永遠是獨一無二的恩典。

走進房子，看得出來這幾天大家整理屋裡屋外一定忙得不亦樂乎，實在是太久沒人住了，屋前和右側三分多地長年閒置早已雜草叢生。三哥說，母親走後，父親獨力照料家園，早已不堪負荷，兄弟三人即便偶爾回來也無濟於事，所以一大片網室的蜜棗就全數拆除了。前庭空地堆積了許多廢棄物，這是幾年前大地震後，修繕房屋前整理出來的東西。後院倉庫前也擱置著一堆陳年垃圾，亂七八糟的尚未分類，而且積如山高煞是嚇人。屋內也一樣有點凌亂，想必為了騰出房間給伯伯住，在他們所能擠出的有限時間裡一定忙得人仰馬翻吧，因為看得出來好多地方都還有待清潔打理呢！我心裡清楚，以內人的個性，屋內這幾天一定會改頭換面，令人耳目一新。至於屋外，等伯伯的照顧漸入佳境後，內人應該也會抽空分類逐步清除吧。即便這不是居家照護的份內工作，家屬也清楚這點並另有清除計畫，不過我們總樂於在力所能及的範圍內盡量提供協助，畢竟在此時此刻這裡也是我們的家，為家付出是開心且寬慰的。

此刻躺在床上的伯伯和這個家的現況一樣，內內外外百廢待興，需要操辦的事雖然很多，卻將迎來煥然一新。真沒想到，事情的發展有如此意外美好之超展開——不單是伯伯的復原情況教人驚訝欣喜，連家園景物都意外地重現生機。此刻，全球正陷於武漢肺炎的恐怖肆虐之中，這塊土地卻因為有愛，就像秧苗有了雨水滋潤，一片欣欣向榮，豐收可期。

第二十九章

善念會感染，桃花源會重見

幾天之後，回到家裡的老人家似乎放下了心中最初的忐忑，漸漸安穩了下來。病房裡三個多禮拜的照顧，內人也逐漸歸納出伯伯身體上的各項敏感特質。首先是呼吸系統衰弱，特別容易積痰咳嗽，所以抽痰的動作幾乎變成一日三餐的日常。唯一不同的是，必須很敏銳去觀察、聽聞積痰之所在，然後進行不同深淺程度的抽痰。幸好伯伯個性極其溫和也習慣配合內人的指示，不致讓抽痰動作造成彼此的困擾，因此有效地逐步改善伯伯積痰的頻率。另一個特質是身體很容易發燒，伯伯怕熱的體質和一般老人家不同，所以蓋上毯子或薄被時總要仔細觀察、詢問。伯伯時常深夜發燒，內人得一再用濕毛巾幫他擦拭退燒。這一切雖說挺辛苦，但在經歷一次又一次的經驗之後，也慢慢歸納分析出怎樣的照顧更理想。雖然老人家的復原進度較緩慢，但在緩慢的進程中，家屬卻能清楚看出所有細微的變化，而且一週好過一週，的確令人欣喜振奮。

父親回到家後，三個兄弟只要有空總往家裡跑，我相信這樣的感覺和過去前往機構的心情肯定截然不同。老二習慣工作結束後摸黑回來看看老爸並過個夜，天還沒亮他又直奔工地去了。老三夫婦最忙，只能趁著工作空隙回家，像突擊隊一般出現，來去一陣風。最頻頻回來的倒是三嫂，因為她從入院開始就一手打理伯伯的所有事宜。對於這位來自廣東的新住民，我總笑著跟內人說：「三嫂比臺灣人更像臺灣人。」她親切、隨和，有時有點迷糊，有時卻又精明能幹。幸虧老人家有著這麼一個好媳婦，就像我的母親擁有我的內人一樣，也許老人家可能並不那麼清楚體會自己所擁有的幸福，卻一點也不影響他們實際享受此一幸福。

單親育有一女的老四則是很固定，每週六從中部回來，週日下午才又開車北上。雖然沒辦法二十四小時地陪伴，但顯然比過往更頻繁地探望、關心，這也讓伯伯的記憶和語言系統都日漸恢復。此外，四肢功能方面也日見進步：從無力下垂的雙手到能豎起大拇指展露笑容，然後能主動抬起雙手用力握手，甚至揮手道別；雙腳則從換尿褲時的癱軟無助，到能抬腳試著配合翻身，從一具枯木一般的軀殼到體態豐腴、血色紅潤，讓人驚豔。在語言功能方面進步也頗可喜，從一個字的吞吐都是奢侈的期待，到能和人簡單對話，甚至也會哈哈大笑。這一切並非靠著一朝一夕的努力所能成就，而是一步一步、一句一句練習了兩個半月後的成果。我習慣一個禮拜或十幾天幫內人帶去她所喜愛、當地卻買不到的食物，陪她聊聊天，如同在醫院一般逗得伯伯笑不可抑。老人家已經習慣一見到我就舉起手來，笑容滿面地要和我握手，因為他打從心底喜歡這個總是逗得他哈哈大笑的孩子，他也從沒想過怎麼會多冒出這麼樣的一個孩子吧！打哪來的？哈哈哈！難怪內人曾經私下告訴我說：「你是伯伯第二喜歡的兒子喔。」兩個半月說來不長，各方面的改變卻如此美好，這其實全有賴於過程中每一個人的奉獻和努力，而其結果也是家屬從來沒敢夢想的吧。

就在伯伯緩慢卻明顯可見的健康回復中，這片土地竟也一點一滴地悄悄在改變。原本雜草叢生的屋外荒地，一開始是二哥在亂叢中點綴式地種了幾棵酪梨，然後每次回來都為它們澆點水，期望它們在強敵環視下奮力生長。一個半月後，屋前屋後擱置經年的垃圾，也在內人逐日動手分類後，一袋一袋地拖到二百公尺外的馬路邊，交給環保人員處理。就這樣，整個雜亂空間一日一日、一角一角地慢慢找回了它們最初的寬敞明亮。

二個月多的一個午後，我又開車幫內人帶去所需藥品、食物，正如常地九十度拐入羊腸小徑時，映入眼廉的一幕卻突然寬闊平坦，一夕之間雜草全被鏟除，犁了田，也翻了土，還井然有秩地堆高了五壟三米寬的田地，這顯然是有計畫的整頓栽植。果然，半個月後這片土地多出了生意盎然的三十株酪梨果苗，猶如一個蓬頭垢面的邋遢村姑，費心梳洗妝扮後，變成一位明眸皓齒、光豔照人的大家閨秀，這反差實在太大，一時間還得先戴上太陽眼鏡才好適應呢。後來，我和三哥聊天時才了解其中原委。原來荒廢了許久的農地過去一直任憑它雜草叢生，卻因為農委會某次的例行空拍之下，被警告沒有確實進行農地農用，如果限期之內沒有改善將被課以鉅額罰款，甚至影響未來買賣交易的稅額。這件事因為大家都忙就一直延宕著沒有處理，沒有想到接回父親此一決定，竟然成了落實農地農用以避免被罰款一事的最大關鍵。三哥還說要趁機把入門的羊腸小徑改到另一頭，至少鋪個三米寬的馬路安全些。這樣的改變真的是始料未及，雖然早晚都得做出改變，但明顯的差異是：沒有伯伯，改變不會這麼迅速，改變不會這麼徹底，改變也不會這般地擄獲人心，而極可能是敷衍了事、草草交代即可。

善念會感染，連呼吸都感覺同步，思緒都變得簡單純潔。惡形怕模仿，就怕走岔了心神，連挽回的遺憾都失去。有時難免心中疑惑，這麼一小塊隱藏山林果園間的閒置土地，都能被執法人員的火眼金睛給揪出目前非農地農用而勒令改善，那麼，那麼多的土紳惡霸、地頭蛇甚至高官權勢，在農地上聳立一棟棟鑲金砌玉皇宮般的建築，和豪奢至極的萬頃莊園，怎麼執法者的腦袋選擇性當機抑或空拍機也適時地鬼遮眼了？是老百姓該去掛掛眼科吧？怎麼老是看到一些不該看，也從來沒有存在過的異象呢！

第三十章
沒有打開心房，哪來陽光照射？

伯伯的一生沒有什麼顯赫榮華，有的只是那個年代相同的奮鬥人生——胼手胝足地辛勞工作，在困苦的生活裡恬淡知足、樂天知命。就是這一群人如牛似馬地披荊斬棘、開疆闢土，才有今日百家爭鳴的盛況基石。只可惜他們的晚景卻是那麼的歧異，步入機構絕對是他們從來不曾預期的晚年，更何況那個年代哪來的機構!?

重返家園後，伯伯的復原狀況的確讓家屬有目共睹，喜出望外。雖然如此，內人仍不忘提醒三嫂積極聯繫外籍移工仲介。畢竟，對家屬而言能減輕長期的經濟負荷，也是最合宜的長久之計。很幸運地在三個禮拜後，仲介終於帶來了一位菲裔外籍移工。長相黝黑甜美，勉強能搭上幾句話的國臺語卻讓人倍感親切，其他幾乎都以英語和內人交流對話。她說沒有飄洋過海前在家鄉從事護理工作，所以抽痰應該也是早就學會的基本技能囉。又說她很喜歡這裡的環境，還一直誇讚內人很親切，很喜歡內人，各方面條件似乎都是可遇不可求的、照顧伯伯的最佳人選，三嫂和內人也頻頻點頭。臨別前，喜孜孜地約定下週一報到，給她幾天時間整理整理。一顆歡喜的心還雀躍不已的隔天，仲介陳小姐一早就來電抱歉說外籍移工不來了，因為她覺得環境太偏僻，離市集太遠，她決定聽從在臺姨媽的建議上臺北工作。唉！再一次讓我見識到許多外籍移工言不由衷的鬼話連篇。如今一下子希望落空，只能靜待其他佳音了。我們也認識一些讓人很感動的外籍移工，而且互相保持聯絡，友誼未斷。然而，仍有許多外籍移工破壞了這種美好印象，她們總是謊話連篇，虛應敷衍，令人覺得扼腕與嘆息。許多很好的雇主甚至告訴我：「她們的話聽聽就好！」真是可悲可嘆，不是嗎？真不曉得她們為什麼怕說真話，是為了保護自己嗎？習慣說謊的結果，最終導致更多的不信任，彼此敷衍，虛應故事。

又隔二週，陳小姐又帶來另一位菲籍移工，三十初頭，模樣乖巧，同樣膚色的血統，話不多，國臺語其實也說不出兩句，還是全程和內人用英語交談，來臺不過半年。也許是乖巧的外貌討人喜歡，也可能抱著先找到再說的心態吧，三嫂決定先留下再說。兩天後，倒是沒有變卦地如期報到了。初來乍到，在打掃方面表現得很殷勤，反倒讓內人心生疑惑。幾個禮拜的相處後，她才漸漸打開心房，問內人說：「臺灣的雇主是不是喜歡我們把家裡打掃得很乾淨就好？」原來有同鄉的夥伴這麼告訴她：「每天只要把環境弄整潔了就沒什麼大不了了。」內人恍然大悟地提醒她：「如果真心地把這裡當作自己的家，自然就會保持環境的整潔乾淨，倒不需要整天都擦擦抹抹做過了頭。家屬是很棒很棒的雇主，妳要自己慢慢地去感受。在這裡最重要的是把阿公照顧好，把他當成自己的阿公，妳就不會覺得辛苦，家屬更會肯定妳付出的一切。」道理人人都懂，卻不是那麼多人可以將心比心地理解。

原來她才來臺半年就已經換過四個工作，其中之一甚至是她不想忍受個案的嘮叨，乾脆告訴仲介她不想幹了，直接拂袖而去。她之所以會留下來是因為她的先生也在南部工作，否則她更喜歡待在繁華熱鬧的北部。夫妻倆育有一女，留在菲律賓由舅舅照顧。隨著時間慢慢過去，她也一點一滴地透露自己在臺工作的更多細節。從中可以看出，她所服務過的四個個案，沒有任何一個是讓她有所感念的。看來，這是一棵桀驁不馴、恣意昂揚的年輕樹木，要想雕塑成型大不易啊！難怪內人會感慨地跟我說一個人照顧伯伯反而輕鬆且沒有困擾，額外撥時間教一個有個性、有情緒的人，實在讓自己更事倍功半，疲憊無奈。如果以內人的專業和耐性尚且如此，也只能說這個外籍移工真的是身在福中不知福了。

照護學習沒有捷徑，只能從一次次的過程中記取教訓，累積經驗。在照護的學習上，內人倒是很誇讚她，學習得一板一眼，只是有些工作技巧和生活細節上，她太大而化之，沒有上心。最簡單的擦拭水溫，她習慣戴上手套去取水試溫度。內人總不厭其煩地提醒她脫下手套再試試水溫，屢試不爽，每次都令她自己咋舌不敢言，一看表情就知道是因為水溫太高！這麼尋常的道理，她卻不尋思改變，總搞得大家膽戰心驚，未來受罪首當其衝的只會是毫無招架之力的伯伯啊！臀部、生殖器官和尿管的清潔也是內人引以為憂的，伯伯的皮膚很薄，所以內人教她一套洗滌和擦拭的方式和順序，她卻偶爾很有個性地不按部就班，總要出現輕微紅腫才點頭認錯，卻從未因此而改過遷善。光陰就在這麼一點一滴的拉扯中流淌，內人也從來不會在教導中失去耐性而有絲毫疾言厲色，直到有一次她又犯了情緒上的問題，偶爾延誤了一餐管灌，偶爾延誤了一次餵藥，甚至誇張地把伯伯的藥袋用力往地上摔，直摔得有些藥丸支離破碎……

給了她兩天自我緩和情緒的機會後，卻沒想到換來更變本加厲的發洩，內人知道是該好好跟她談談了。沒有怒火，沒有疾言厲色，內人只是板著一張嚴肅的臉，和分析她這幾天的作為，讓她知道她何其幸運有這樣的老闆，連休假時都願意不辭勞頓專車接送她去和丈夫相聚，連她的丈夫見到老闆時都一直點頭道謝，怎麼她都不會懂別人的疼惜？內人說：「妳很幸運，有人那麼耐心地來教妳，讓妳一次又一次地嘗試錯誤，誰知妳又不願從錯誤中學習改善！換做別人，恐怕早已建議老闆立即撤換，哪能留妳到現在？未來要把阿公交給妳，以妳目前的態度妳能撐多久？會不會出事？不懂感恩，無法控制情緒，學習抽痰又不到位，不積極學習語言如何跟老闆溝通？老闆怎麼會放心把阿公交給妳？今天開始，我會將我所看到的如實地跟老闆報告。想走就快說，想留我會繼續協助妳，妳的未來掌握在自己和老闆的手上。千萬不要忘記，走到哪裡都是一樣的道理。」

那天過後她的情緒似乎改變了不少，其他方面倒沒有太多的進步。其實，這些內人之前都已經跟三嫂提過，畢竟我們對伯伯也深覺背負一份責任，只是家屬自有他們的考量吧！三嫂只是簡單幾句對內人說：「放心，我不會那麼快讓妳離開。」希望家屬沒有誤解了我們的心意，所以我們也不再提起，除非家屬想詳細了解。

離開是必然，只是或早或晚罷了。希望離開時能讓自己真正放心、安心，包括能讓自己安心地卸下責任，沒有掛慮，沒有遺憾。此刻執筆記錄的當下，正是全世界為對抗武漢疫情搞得焦頭爛額的四月，每日各國頻傳讓人驚心動魄之確診和死亡的人數，受到重創的世界，經濟景氣空前蕭條，舉世皆然，無一倖免。是啊！疫情總會緩解，也許在這一波如此嚴峻的浩劫中我們能僥倖的全身而退，但那又如何？總覺得這波疫情冥冥中有其深意，也許上天希望人類按下的不是「暫停鍵」，而是「倒退鍵」，甚至是「還原鍵」！上天給予人類一次彌足珍貴的反省機會，看看過程中，各種人心險惡、自私、貪婪，還有那麼多高貴、奉獻、無私的情操，誰還會在意疫情正名的居心叵測？正名不過是為提醒人類曾經的浩劫、曾經的作為，如果病毒確實出自武漢的華南市場，那麼中國任憑野味的交易肆流，為世界掀起這場滔天巨浪，有無可迴避的責任空間？或如諸多專家所揣測，異變的病毒恐怕來自野心勃勃的P4實驗室，果真如此，則自大貪婪的權謀者不僅欠世界一個道歉，更應該還給備受屈辱的武漢和湖北一個公道！一樣的危急存亡之秋，德國卻能在自身最煎熬的時刻派出醫療專機前往義大利，法國協助接回重症患者醫治解它國之危，這是何等的襟懷！而張忠謀伉儷每每在臺灣蒙難之際言談正義客觀，舉止莊重肅穆，總教人心悅臣服，就像風雨幽暗中明晃搖曳著的一盞燭火，格外讓人感覺安心溫暖。他說：「疫情就像一場戰爭，將改變很多人的生活方式。」多麼睿智、語重心長！映襯之下，台灣的某些政治人物多麼可鄙——臺灣最大的在野藍營在疫情期間的跳樑小丑，活像一場不入流馬戲班的醜態畢露，而綠營少數趁機在人事上煽風點火、趁火打劫之行徑，終究逃不過該有的譴責。人心能安然渡過這次的考驗嗎？一切再聚恍若隔世之餘，剩下的人心會是什麼模樣？伯伯的未來只能忐忑不安地交給外籍移工吧，只能希望「江山會改，本性可移」，一切都能走向圓滿。

畢竟

只要敞開心房

自有陽光照射……

第三十一章
照護櫥窗，小妙有大用：親愛的我把腸胃變好了！

記憶有如「時空膠囊」被塵封，等待下一次的機緣令它們再次被發現。都忘了是多久以前的事了！在一位親人的特權挾持下，我們有幸接觸了一家非常難以掛號初診的中醫診所。來回幾次門診之後，從診間護理師電話中，聽到了教我瞠目結舌、不敢置信的訊息。「什麼？初診必須排隊到一年半後才有機會？」電話另一端的意外震撼絕對不亞於在候診的我所感受到的心之電擊。

用眼掃描一下其他幾位候診患者的臉，竟然無一出現異樣表情，大家似乎早已見怪不怪，習以為常了。你沒聽錯，患者都願意排隊等候初診，最快最快得一年半後才有機會一親醫師芳澤，簡直太不可思議了。被挾持進去之前，親戚早已獲得鍾醫師的首肯，初次見面讓人感覺她就像自己大姐般親切，且超有耐心。難怪中午十二點前診所早已大排長龍，都希望搶先掛號，因為診所只預約回診日期，不預排掛號次序。我曾耐心地概算過她的門診時間，平均一位患者會耗掉她十分鐘的時間，甚至還有在裡頭對話近二十分鐘的個案。難怪下午才看診的她每天總須忙到晚上九點以後才能休息，但難能可貴且讓人永遠難忘的是，她那始終如一的親切態度！

也許都是南部人吧，聊起話來總覺得格外親切。第三次的門診時她小聲地請護理師進來，要求她撥出二個健保名額給我們，除了掛號和必要的藥材自費外省下不少負擔。取藥時護理師還小心翼翼地交代：「千萬不能讓人知道，因為單從自費門診到能取得健保名額，至少得花一年左右等待，我們已經延後了二位自費者的等待了。」聽了實在既感激又不知如何自處，尤其我不過是陪同內人，內人希望我順便看診的，沒想這麼得天獨厚地受到特別眷顧。鍾醫師以前是一個從不拒絕病患的「拚命三郎」仁醫，所以診所幾乎徹夜燈火通明直到送走最後一位患者，卻也招來同行相忌的漫天檢舉。

從此每日限額門診，連最拿手的針灸都決定取消，因為實在再也騰不出時間多問診看病。也因為幾乎百分之百的回診預約，讓她的診所根本無法新增初診的名額，所以需要長期調養的也只能每月回診一次，需要短期觀察調整，或有緊迫性的才會安排十天左右的回診。一位醫師能被患者視如家人般地信賴，她所在意關切的應該不在於是否門庭若市，而是焦慮不能擠出更多的時間來服務眾生吧！

就這樣每月固定北上一年有餘，困擾內人的症狀確實逐漸緩解改善，大約一年半後我們就沒有再見過鍾醫師，也將我們的名額重新釋放出來給比我們更需要就診的患者。雖然時隔數年之久，但當年的景象——每次都得提前排隊等待開門掛號，以及診所內的隔間布局，還有鍾醫師一如家人般的望聞問切，卻清晰無比，歷歷在目。相信沒有人料到鍾醫師從小就是個藥罐子吧？她曾隨手指著旁邊矮櫃上的瓶罐說那是她開給自己的藥。她笑著說：「就是因為從小是個藥罐子，所以母親鼓勵我學醫，自己幫自己，也可能因此才更有同理心體會患者的苦楚吧。」內人的症狀已經改善了，我這個隨行人員對自己的身體卻仍摸不著頭緒，感覺不出有什麼異樣。猶記得當下鍾醫師問診時的一席話讓我印象深刻，雖然有點茫茫然，似信似疑。

初次問診時，我確實有點啞口無言不知該說些什麼，只記得年少時曾經二次心悸冷汗直流，但那已然是聶小倩時代（一九八七年，王祖賢和張國榮主演電影《倩女幽魂》）的陳年往事，怎值再提⁉所以只好實話實說只是陪內人來看診，順道麻煩她診斷調理調理了。她笑了笑把起脈來，一次又一次地用心去感覺，連細微脈動都不放過。她告訴我：「你的腸胃不好，你不覺得？」「怎麼可能？我的腸胃是我最引以為傲的，怎會不好？應該是內人的腸胃偶爾讓她痛得無法安眠才是糟糕吧？」她關心地說：「太太的腸胃不用擔心，假以時日就能改善的。倒是你的腸胃要多注意，需要時間，千萬不能掉以輕心。」這下子我真的如墜五里霧中，搞得我半信半疑了，該相信她還是自己？

我從小身材普通，健康一般，既非剽悍健壯，卻也不是弱不禁風、肩不能提，總之，一直是順風順水沒啥大礙。尤其讓自己最自豪的，莫過於每天盥洗後從不罷工的排便，甚至於在所謂「合理的要求叫訓練，不合理要求是磨練」的阿兵哥時代，新訓中心魔鬼似的百般折磨下也從未便祕，直到此刻。由於自己的無知，加上漠視身體發出的警告，讓我一度以為自己是健康一族的天之驕子，所以更不會將鍾醫師的提醒放在心中，直到接觸了看護工作，才恍然大悟過往的驢蛋自負。我不習慣將自己的隱私曝露在眾人面前，但如果能因此幫助很多曾經和我一樣漠視身體警訊、對健康無知的人及早反思自救，我很樂意讓世界見到我的蠢蛋驢樣，健康的事永遠是愈早注意愈好。

在一次又一次的個案照護中，早已習慣觀察個案的排便次數、形狀、顏色，甚至氣味，因為這當中都存在著每位個案康復的健康密碼，也是提供醫師重要的參考依據。當八十歲的長者還能解出形色味俱全的糞便時，我才猛然驚覺自己不知多久已不曾面紅耳赤地解出龐然大物，才突然醒悟到：我中年以後的排便雖然都輕鬆自如，卻似乎都是鬆散缺乏紀律的，年輕時每天紮紮實實的條狀物早已成侏羅紀時代的過往，而我卻兀自漫不經心地沾沾自喜，不知禍之將至。每次和內人聊天聊到她一天解便二次時，我總不忘調侃她：「妳的屁股跟著妳好辛苦，累翻了，難怪會有衛生紙之亂啊！」內人總沒好氣地告訴我：「這才是身體健康的狀態呢！一天一次算輕微便祕，如果不是腹瀉，一天三次都算是健康正常的腸胃吸收分解。」是啊！當我徹底明白，相信這一切時，其實我的身體早在十餘年前就一直持續地發出警告，再警告！難怪鍾醫師一再強調我的腸胃不好，唉，真的不好！

一、二十年來，無視自己的身體不間斷發出的警告訊息，現在不會太遲嗎？一年多不在意卻也按時服用的中藥調理下也不見差異，我該怎麼辦呢？是時候該靜下心回想，認真面對身體的時候了。我想起大學時代整天在籃球場上揮汗如雨，總隨身一大瓶的「舒跑」伺候，四個年頭不間斷。我想起在小金門服役，被搞到一五八師幹訓班，再送到精誠連，睜開眼睛只見體能戰技的歲月，所有的薪酬幾乎都被最解渴的「舒跑」席捲的無奈。我想起工作時隨同主管交際應酬，山珍海味的杯盤狼藉，以及臺啤一飲而盡的豪氣……。除了這些莫明所以的豪飲歲月外，我們家根本不碰外面的涼飲，連冰箱也不曾有過一瓶飲料呀！想起不少，就是沒能想起究竟是從什麼時候開始，除了泡茶之外，我好像很少餵自己溫熱的開水了。我好像也很少有讓自己三餐不飽足的時刻了，其他方面倒都單單純純，數十年如一日。病因應該就是這麼簡單，如此稀鬆平常，長年餵給自己的腸胃超載的食物，雖自覺可口美味，卻不是它所能輕鬆負荷，它的反撲不過是理所當然，更何況它已經鳴笛了十餘年，自己卻一直愚昧失聰！

我和父親一樣，幾乎不會主動去開冰箱，三餐之餘很少其他點心，不過父親的生活和飲食都比我要儉約太多太多。長期地飲用一般冷開水，加上餐餐十分飽，讓我的腸胃功能一步步地弱化。而今修復之道似乎也不難，就從這兩樣著手吧。二〇一九年十一月開始，我督促自己每天只喝溫熱開水，不再碰放涼的白開水。我也開始改變我的早餐內容，幾乎不變的紅豆薏仁地瓜湯或綠豆薏仁地瓜湯輪替，再弄個白饅頭加蛋或其他，午餐和晚餐也開始進行七分飽的改造。我沒有想過需要多久的時間才可能回復，曾經有一次因指甲的直線裂痕去皮膚科門診，醫師告訴我不是灰指甲不用擔心，只是長期缺乏一種元素，擦擦藥就行了。我不禁好奇地問：「需要擦多久呢？」醫師也笑著回答：「你用多久時間的忽略養成，大概就要擦多久吧，我想至少需要半年。」幸虧自己年老了，願意靜下心來重拾這過往的點滴，沒有讓健康惡化到無法收拾的地步。到這個時候，我們是完全理虧該俯首稱臣的一方，只能走對的路、做對的事，其他部分還是耐心地交給時間和身體去琢磨吧。

身體真的很微妙，而且完全誠實地反應回饋你的努力。經過近三個月後的二〇二〇年一月，我發現早上解便的情況有在轉變，似乎成條的頻率變多了，雖然還是感覺鬆散。而且詫異的是，如果偶爾晚餐吃得太飽，就休想得到隔天早上想要的結果，我自己揣測了一個結論，就是：「我的腸胃功能根本負荷不了那麼龐大的雜碎處理，所以逼得它只能囫圇吞棗地敷衍了事，因為它還沒有完成工作的時候，我又繼續丟給它東西，搞得它焦頭爛額。」從此我更戰戰兢兢地時刻提醒：「別過量，夠了。」經過四個月後的三月份，更奇妙的事情發生了，我竟然在下午有了便意！這在以前，除非是撐破肚子地吃到飽而被迫排放的無奈，否則很少一天兩次排便。而今在七分飽的情況下，卻天方夜譚般不可思議地自然產生，而且下午的產物不論形、色、味都完勝早上的產出，簡直太令人喜出望外了，而且完全符合了宿便多下沉、鮮解易上浮的醫學見解。我將這一切改變和內人分享時，內人也很欣慰地說：「恭喜你，你的腸胃功能漸漸回來了，歡迎你加入健康的『一日雙塔』俱樂部。」才四個月，我的腸胃以無比雀躍的激動鼓勵著我繼續前進，它要的就是這樣的對待，它回饋的也將是一輩子腸胃的舒適健康。

二〇二〇年四月，正式邁入我不依賴健保只用單純飲食改造的第六個月。我發現單純以排便而言，紅豆的效能顯然比綠豆顯著，也確定二十四小時溫熱開水和這樣的早餐，對腸胃的修復是完全正面且紮實有效的。此外，需要逐步再調整的部分，顯然只剩午餐和晚餐的蔬菜量，以及確實執行七分飽的原則。我知道有太多人和筆者一樣，因為工作、生活或各種影響因素，讓自己忽略身體各機能的需要，甚至和我一樣長期地不以為意。真的，一切為健康而做的努力都要及早，千萬不要悔不當初，悔之已晚，六年的照服經歷更印證大部分的醫學報告：「正確的飲食是健康的源泉，更是疾病最好的良藥。」不用傾家蕩產，甚至不需要浪費健保等社會資源，祝福您也能及早為您的身體健康找到它們喜歡的模式並徹底執行。我要謝謝我的腸胃多年來給我的警訊，謝謝鍾醫師，謝謝內人和所有自己照顧過的個案，還要謝謝自己的及時醒悟，我會更理解自己的身體所需全力配合，健康才是財富，健康才是尊嚴，健康才是一切。

其實，我衷心希望自己能有機會再一次陪伴內人，攜帶一份禮物去探望鍾醫師，真摯地跟她說聲：「鍾醫師，謝謝您！」並告訴她：「我們都很好，無病無恙，我的胃腸似乎也比以前更健康了。」真謝謝她那一年多的調理，讓我的腸胃可以延長等待我給予它們正確的對待方式，是溫開水，是紅豆、綠豆，是簡單不過飽的飲食方式，重新啟動了它們的機制。離開時，牽著內人的手再一次穿越國父紀念館，回味這份縈迴於腦海許久的溫馨。

第三十二章

照護櫥窗，小妙有大用：用健保保就好還是要自費買安心？

人類文明日新月異下，生活上的感官刺激也不斷地驅策人類尋求更長的高壽。於是，各種醫美，各種扭曲悖離正常、健康的藥物手段也不斷地推陳出新來迎合人們的虛榮，企圖換取所謂的「凍齡美貌」，或虛假的「長壽」。所以，醫學院的新鮮人紛紛放棄需要精準手術刀卻難免有醫療糾紛的外科，而就讀能快速謀利、迎合現代人趨之若鶩的醫美和牙科，文明與人性似乎正恰恰「道不同不相為謀」地背道而馳。其實，就像許多名醫說的：「神醫都有失手的時候，愈出名的醫師手術失敗的個案愈多，因為他動過的刀可能數十百倍於他人，失敗永遠是存在的風險。」我總認為，悖離正常、自然的違逆手術，必將承受更多、更大、更長的風險。如果能有一本大家一致奉為圭臬的健康聖經，它一定只奉行最簡單的不二法則：「健康的泉源來自亙古不變的作息和飲食，青春之蕩漾取決於心靈的舒適與自信。」你相信嗎？有沒有和筆者我一樣的經歷？突然，才短短幾天不見的一個人似乎老了好幾歲，這真的能讓人嚇出一身冷汗，我相信你一定也曾有過這般的感覺。

俗話說：「人吃五穀雜糧，哪有不生病的！」人的食物能維持健康，也能損害健康。人生天地間，日月運轉，陰陽交錯，你的作息能加強健康，也能摧毀健康。人是社會動物，人際關係能促進健康，也能壓垮健康。總之，永保安康談何容易？而「開刀」一詞，卻往往是裁定一個人承受恐懼指數的最無奈關鍵，它鮮明又殘酷！聽到需要開刀，真能淡定如常的還真不多，難免忐忑不安的算是正常，搞到寢食難安、歇斯底里的也大有人在，他們難道不知道愈多的恐懼只會愈作弄自己的身體？當然清楚呀！只是無法壓抑來自心靈深處的未知恐懼。可笑的是，通常愈怕的人開完刀後說得愈多，說得是口沫橫飛，恐怖、驚奇連連！那一刀彷彿成了他人生戰場的英雄勳章，與病魔決鬥的傳奇話題。

這年頭3C商品琳瑯滿目到簡直讓人目不暇給的程度，工作之餘不是趕緊讓疲累的身心得以緩衝休息，而是忙不迭地拿起手機展開更激烈、更長久的廝殺到精疲力竭方才罷手。所以，關節的傷害變形、靈魂之窗手術的頻繁度將遠遠超過現在，猝死的案例更時有所聞。就像筆者說的：「一般人的心理是：別處發生的森林火災與我何干？起火的原因又何必在乎？人的脆弱無知與貪婪自私實在無可救藥。」按理說，一切自作當自受，筆者實在無須多此一舉地野人獻曝。只是看過太多家庭因為錯誤的醫療觀念，枉然耗費金錢，以致財政不堪負荷，如果靜默不言於心不忍。此外，還見到許多老人家在考慮動什麼刀時，一味認為「貴就是好」，觀念嚴重偏差。看到這些現象，讓我願意分享自己多年的所見所聞。我也知道，大家在閱讀的同時大部分都會感同身受地覺得言之有理，但重點是：「有一天，當你或你身邊的親人需要抉擇時，你還會這麼氣定神閒地堅持當初的認同肯定嗎!?」

有一天，當你需要面臨開刀手術時，其實你面對的多數是動刀的惶恐和恐懼，自費多寡反而已不在自己的考量與擔心範圍之內，因為「怕」所以選擇「最貴」，因為「最貴」所以你認為「最好」。通常，有道德良知的醫師會詳細地告訴患者，健保提供的資材在正常的使用狀況下能有多長的壽命，可以達到什麼樣的成效，甚至會告訴你健保的資材就已經綽綽有餘。例如：膝蓋和髖關節的手術置換，一般的健保資材足堪負荷二十年至二十五年之久，而一般需要進行這類置換手術的患者，平均年齡卻超過七十歲。希望你選擇自費的醫師當然會鼓起三寸不爛之舌，鼓吹許多自費商品的優勢與好處。這時，為人子女者總是簡單一句話：「要換就換最好的。」好像花費愈高愈有孝心似的。然而事實卻是，不論健保或自費，往往是醫療資材的保固期限還沒到，身體的「保固」卻已到期，壽命比醫療資材更早告終。「十二萬！」這麼昂貴的自費金額豪邁地交上去，眉頭也不皺一下，換來的真的是更好的醫療品質嗎？抑或只是多了一份安心？除了更突顯自己脆弱的心靈之外再無其他。難不成術後有機會挑戰馬拉松長跑，或急於衛冕百米短跑的飛毛腿頭銜？

近來，白內障這類眼疾愈來愈普遍，一如男性年長者普遍受攝護腺問題困擾一般，而且年齡層不斷地下探。屆時，你也將面臨選擇健保或自費的問題。隨便一片晶體就要七萬，就像筆者的大姐一樣，覺得「要用就用最好的」，因為醫護一樣會給你很多的加持與鼓舞，讓你掉入此一迷思無法清醒。我並沒有建議大姐用健保的就已綽綽有餘，因為大姐也是那種提到「開刀」二字就會惶惶不可終日、食不知味的人，所以我沒有多說什麼。只是很想告訴大家：「如果健保的晶體已經足以讓你回復到一點零以上的視力，那麼自費七萬的晶體是可以讓你透視外太空嗎？還是因此你能打開天眼、見到凡人所不能見的東西？」

人真的是非常矛盾，平時一點都不在乎健保資源的浪費，緊要時卻多得是棄健保而就最高自費的「愛惜生命者」。也幸虧如此，否則健保的保費恐怕早已漲翻天，甚至不曉得該破產幾次了，健保局其實至少該頒給他們一張「功在健保」的感謝狀才是。一股時興外在美的狂熱掀起了狂濤巨浪，牙科醫美當道趁勢席捲，這些相關手術所費不貲，真可謂一擲千金。植牙、抽脂、削骨……，但凡你提得出來，總會有人保證不負使命，只要你的口袋夠深，將來的後遺症權且拋之腦後。我的三伯父好像活了九十六高壽吧，印象中牙齒剩不到三顆卻沒有安裝任何一顆假牙，憑藉的就是多年習以為常的牙齦咀嚼，九十幾歲高齡的他，三餐都是一碗盛滿的白飯，從沒聽過牙齒帶給他任何的不適與困擾。我的母親在近八十歲時為了方便和咀嚼去安裝了全副活動式假牙，卻每每不到半年的時間就得載她去齒模師那裡重新調整校正，而這通常是母親忍耐了幾天的不適之後才願意告訴我的。就這樣不間斷地循環了兩年之後，我建議母親試著把假牙拿下來重新練習，把食物煮熟、煮軟一些，慢慢訓練用牙齦咀嚼，就像三伯父那樣，如果兩個禮拜之後仍然覺得不適那就作罷另尋他途。結果一試至今母親已年近九十歲，這幾年下來，我再也沒有見過母親為假牙一事而愁眉苦臉。很高興母親願意聽從嘗試，如果她不願意，真不曉得還要多受多少罪？

人體就是一個小規模的地球，它也有著自己自然運行的軌道。這絕非巧合，而是在告訴我們：「該如何依順陰陽天時，傾聽身體的聲音、生命的節奏，不貪婪強取，不硬要劫掠，自然能平順地在生命軌跡上運行，圓滿以終。」太多強加於身體的負荷，或許換得一時的爽快卻僥倖暫逃它的抗議反撲，但終究得承擔太多將來未知的風險。大家都喜歡李英愛，但也不要搞到李英愛的丈夫回家時都懷疑見到的不是自己的老婆，而是塑膠美女。我也喜歡劉德華，但有必要逼得劉德華噁心到想去改頭換面以逃避衰老嗎？曾經在報章雜誌的一角看過這麼一則啼笑皆非的小插曲：小李娶了貌美如仙的嬌娘美眷後，從此過著心滿意足的幸福生活，直到兒子小明誕生，家庭竟瞬間風雲變色。因為孩子左看不像爹，右看不像娘，一對神仙美眷怎會出現產品的瑕疵呢？令人百思不解，滿腦子問號。日子一久，連父母都不免指指點點按捺不住。寢食難安的小李終於鼓起勇氣告訴嬌娘美妻要帶小明去做ＤＮＡ檢驗，這時只見妻子滿臉愁容地承認自己其實動過多次醫美手術，面貌大改造，接著從皮夾裡拿出一張泛黃的照片，顫聲地告訴小李：「這是我原來的長相！」接過照片的小李惶恐地凝視著照片中的陌生人，愈看愈驚疑，愈看愈懊惱，不知不覺竟讓照片從指間滑落……。沒錯！這才是小明的媽，他的親娘……

不可否認的是，時下確實有不少醫師根本不分輕重緩急，感覺一逮到機會就見獵心喜地急於慫恿患者進行開刀手術，挾持患者不懂、不安的情緒，在不明就裡下硬生生挨了一刀。結果日後在其他醫療診治下，在另一位醫師的分析後才恍然大悟，原來去年白白挨了這麼一刀，根本光服藥就可以得到治療。這樣的醫師不僅在侵吞健保資源，更是拿人命來賺取個人的開刀檯費。昧著良心的結果，縱然沒有草菅人命，卻往往在患者往後的人生中留下終身的後遺症，這是白色巨塔裡連醫護都嗤之以鼻的最大不齒。罔顧人命，另類的謀財害命，我可不可以忿忿然地說：「這些罔顧人命殺人千刀的白衣撒旦！相較於武肺疫情最風聲鶴唳的危急之際，那麼多挺身而出站在第一線為臺灣、幫國人頂住疫情的醫護相去何止千里，真是齷齪！真是令人汗顏！」切記，在疫情期間勇敢前行挺立在我們身前的是不畏風險的勇敢醫護。

生在臺灣或許逃避不了紛紛擾擾的政治干擾，但我想說的是：「健保不僅是臺灣人的幸福，更是臺灣人的驕傲。如果你也驕傲你的幸福，請你也一起加入守護，讓這一份幸福驕傲可以永遠傳遞。」

第三十三章

照護櫥窗，小妙有大用：望、聞、問，居家照護三寶

我很幸福，很幸運，能擁有一位通情達理好溝通的岳父。岳父有長年的糖尿病史，好幾年前被診斷出罹患攝護腺癌，不過他一直把自己照顧得很好，讓子女在愧疚之餘多了幾分安心。由於分隔兩地，我們沒有辦法經常陪在他身邊，只能盡己所能地撥空北上探望。幸虧岳父隨時注意自己身體的任何不適，也會在第一時間尋求醫療診治，讓我們寬心不少。所謂「可憐天下父母心」，有時岳父也會隱匿不適，不想讓我們擔心。但是，一個老人家願意積極用心地照顧自己的健康，就已是為人子女者莫大的福氣與幸福了，不是嗎!?

一般而言，我們所接觸過的那麼多的長輩，在健康方面的常識認知其實滿教人憂心的。老人家大部分都諱疾忌醫，大部分都會姑息拖延，大部分都選擇隱瞞忍耐，大部分都會誤判形勢，其結果就是落得得多幾次門診，徒增自己許多不舒適與煎熬。當你發現父母身體微恙時，得到的回答通常是：「沒有啦！哪有感冒？稍微感冒看什麼醫師？多喝水、睡一覺就好了！」頑固地堅持不就醫求診，說得煞有道理，宛如一切都能輕易掌控，卻渾然不覺自己的身體早已不再是當年勇。母親以前也是極為典型的一個範例。一來非常厭惡打針服藥，再者不願帶給子女困擾，所以習慣選擇一拖再拖，希望能一如所願地病體痊癒。然而，結果往往是事與願違。很長的一段時間就一直在這樣的糾結拉鋸戰中擔憂，甚至有時候你會覺得自己的苦口婆心都只是馬耳東風，因為偶爾碰上許久才來探訪一次的外人的一句話：「感冒這麼嚴重怎麼沒有人載妳去看醫師？」這句話竟像聖旨般旨到即行，母親馬上要我帶她門診。諸如此類被外人誤解而含冤莫白的委屈情節，儘管教你啼笑皆非，氣得七竅生煙，有時也不免讓人心灰意冷。然而，你也只能不厭其煩地在事後輕聲細語地剖析，娓娓道來地說明：「真的上了年紀了就別跟自己的身體過不去，一有徵兆立刻就醫不僅不會讓病情加重，而且可能一次門診就可解決。再者，如果經常讓鄰居外人這麼誤解，那我們子女的功能何在？又何其無辜？」老人家其實並沒有因為這樣經常性的對話而改變，她依然自在地我行我素，無從理解身邊子女的無力委屈。後來我想到了一個方法，就是當母親身體不適又屢勸不聽時就告訴所有的兄弟姐妹，這樣她會在短時間內接到很多電話，然後她就會告訴我誰誰誰來電叫她一定要趕快去看醫師。然後……事情就解決了。

在生活中一再出現的矛盾衝突，確實可能不是她們刻意製造出來的，「老小，老小」真的不是一句玩笑話，有時長輩愈老愈像小孩，脾氣滿執拗的。一個人走到人生的某個階段時，確實體力行動、思維模式、心靈渴望都會衰退回孩提時代，和孩子唯一不同在於，孩子是小頑固，長輩是老頑固，他們腦海裡存續著他們一生固守的某些信念和執著。當然，誰都希望能有機會承歡膝下盡一己之孝，能圓滿孝道無疑是人生中最幸福的一件事，只是過程中也許有太多不為人知的酸楚，有待自己去咀嚼消化，更需要其他不在父母身邊之手足的真心理解。我相信對許多長年服侍在父母身旁的子女而言，難免會有類似的感慨：「對父母來說，陪在父母身邊的子女說的話通常最不值錢，最容易被忽略。也許有點悲情，卻往往很現實。」就像長期獨力照顧臥榻長輩的子女的境遇一樣，其中辛酸不足為外人道。古話有言：「如人飲水，冷暖自知。」所謂的「異地而處」、「將心比心」，談何容易⁉如果能夠多一點協助體諒，少一些異議雜音，就已是阿彌陀佛了！在這一點上，母親一直都很幸福，七個子女中只有我會忤逆，從小就敢大聲頂嘴回擊。在這一點上，我也充滿福氣與感激，因為我一直得到姐弟妹們最大的支援與鼓勵。也許您不如我的幸運，但有時只能絞盡腦汁借力使力，凡事不能盡如人意，但求盡己所能無愧於心，善哉！善哉！

記得年輕時的母親很怕打針吃藥，對不擅長吞藥的母親而言服藥不啻於是一種酷刑。年老後，母親就像許多同齡的長者，門診時只要沒有打針心裡就很篤定那一次的看診一點功效都沒有。無從理解這種心理上的微妙變化從何而來，但它就像會感染般，在老人家的心裡自然形成。幸虧區域裡的家庭醫師都能從善如流從心下藥，我想這該算不上是醫療浪費吧，因為一劑針藥確實可以讓老人家減少一次就診，就權充功過相抵了吧！

都說「女人心如海底針」，其實父母心也一樣難以捉摸。在我們這個深受傳統綁架的社會結構裡，父母與子女間何時能隨興促膝長談，知無不言、言無不盡地無所不談，還真是個無解的習題。之所以無解，只因為答案就在你我身上。再遙遠的距離不就差那麼兩步：你向前一步，對方也向前一步。對方不動，何妨我再向前一步。別等待我們的父母跨出這一步，等待對他們真的太過殘忍，畢竟他們早已精疲力盡一生為我們付出他們的所有，他們更沒有機會得到我們所受的教育。那麼，您這一步何時跨出呢？別再猶豫吧，他們沒有太多時間等待了……

此刻，如果您還在等待老么的揭曉居家防護三寶，那就不免讓老么憂心忡忡了。請您回憶前面的章節，還記得望、聞、問否？另闢章節不是為了再次贅述，而是想提醒、叮嚀，千萬別忘了這最簡單且非常重要的居家防護三寶：望、聞、問！

第三十四章

照護櫥窗，小妙有大用：挑醫師還是挑醫院？

我們都心知肚明，諱疾忌醫並不能讓自己就此遠離醫師。諱疾忌醫的人理當要比旁人更懂得照顧自己，只可惜我們不一定能猜對劇情的發展，往往一個疏忽，就延誤了就醫的黃金時期，這反讓自己陷於困境或危難之中。很多人在身體面臨重大疾病時總陷入天人交戰的膠著：開不開刀？去哪裡開刀？要找醫師還是要挑醫院？於是開始一場漫無邊際的親朋好友間的詢問探索，接著是從這些人士那裡搜集到的一堆資訊——或親身經歷，或來自道聽塗說的瘋傳耳語。只要有一個人信誓旦旦地夾殺了某位醫師或某家醫院——給予負評，通常就會被毫不考慮地三振出局，沒有翻身辯白的一點餘地。尤其在普遍的偏鄉中，這種根深柢固的人云亦云，有時偏頗到簡直無可救藥。所以，你必須先釐清是事實還是耳語，否則通常會讓自己錯失許多貴人救拔機會，無端陷入困境。

如果你真的完全無以適從，與其隨便聽信街坊鄰居，不如請子女上網細尋網路對醫師的評價。好醫師不會寂寞的，自有太多感恩之人開口言謝更不吝推薦。特別像我們這樣的偏鄉，萬萬不能輕易聽信老人家的蜚短流長。每每有危言聳聽、以訛傳訛的厝邊隔壁，莫名其妙地一傳十、十傳百，根本讓你無法破案，找不到真相。所以，這樣的村里間至少七成以上的人會選擇同一家醫院就診，而且對另一家醫院批評得一無是處。然而，根據我們在兩邊醫院的照服經驗之評估下，這兩家醫院的醫療品質和醫療服務，恰恰和坊間的流言評價形成強烈反比。雖說如此，你卻死也扭轉不回村里長輩固執的堅持。有時候我都不免懷疑：「這會不會是醫院間故意放出來的耳語？因為這樣的耳語對這樣的偏鄉老人確實是百發百中的靈藥。如果是的話，實在也太過齷齪了！天曉得了！誰說不無可能呢！」

我習慣找醫師而先不考慮醫院，包含最平常的洗牙與家庭診所，我們都以謹慎的看診經驗評估最適合自己的醫師，然後就一輩子忠誠、死心塌地地認定他／她，除非在就診中出現反常的異樣情況，那時也許就該移情別戀了。大醫院有醫療、設備、醫群、急診、加護、檢查過程詳盡仔細等諸多優勢，但礙於流程過於冗長又有著避無可避的各式檢驗，有時反倒變成劣勢。有時連我都不禁懷疑：「真的非得要這麼冗長、避無可避嗎？」愈高端的醫院當然擁有愈頂尖先進的各種設備，醫院的優勢根本不待贅言，但醫院可能的風險也在於它雖擁有百分之二十的頂尖醫師，也同樣參雜著百分之四十會讓人想避而遠之的醫師。頂尖的醫師往往一號難求等待不了你的急症，如果狀況不是那麼棘手的重症，非得讓自己拖著病體虛耗非君莫屬嗎？別忘了除了這百分之二十的頂尖醫師之外，還有其他百分之四十的好醫師在隨時待命守護著你，而我們習慣選擇並相信這樣的好醫師，我們更確定有朝一日他們也必然會蛻變成頂尖醫師。

三年前，母親忍耐長久的腿部痠麻隱忍不言，直到影響她無法入眠後才吞吞吐吐地據實以告。經檢查是兩段脊椎間的骨刺作怪，諱疾忌醫的結果就是錯過了施以藥物治療的黃金時機，只能尋求開刀方式來回復健康。這對於向來膽小畏懼生死的母親而言何異於晴天霹靂，而兄弟姐妹間的思量爭執也不多贅述。醫師是我們幫母親找的，我們沒有選擇該科主任，而選擇相信我們照顧過的幾位經由該醫師手術的個案。他們的術後恢復，還有住院期間醫師查房的親切及處置，在在令我們折服。我們也相信醫師提供的所有評估，只須一刀傳統刀法，無須自費微創，術後的痊癒恢復反而比較迅速。他還建議先不考慮人工骨粉的回填，他會先以刮除下的骨粉清潔消毒後回填，確實不足時再補以人工骨粉即可。就是在這麼一遍又一遍地耐心解說，消除疑慮下博得母親的信任，也選擇對我們的信任，接受這一輩子唯一的一次也永生難忘的開刀吧。術後恢復得順利神速，到如今都還讓母親念念不忘，而這位醫師年輕而親切，顯然不是當下認知的頂尖醫師。只是評估母親的症狀輕微，所以我們選擇我們所相信，就像周醫師告訴我們的：「請你們相信我，這只是一般的小手術，不會有問題的。」

部分國人習慣在就醫時不論病症大小，直接往大醫院報到求得安心，我不反對這樣的謹慎呵護，能讓自己心安自然有助於身體的康復。然而，如果在大醫院診治獲得適合自己的藥物後，尤其是長期使用處方箋的慢性患者，是否可以改到其他醫院就診固定拿取處方箋即可。一來可以節約自己的時間與花費，再者能減少健保不必要的支出，更能讓需要的人得其所需，確實讓醫療得到必要的分流發揮它最大的功效。好的醫師其實不難發現，願意傾聽、耐心解說是必然的條件，即便他的門診掛號排出長長的人龍，他都能始終如一地親切問診，長期在醫院工作照服的我們感受尤深。有些才開口兩句不待你說完，他已經迫不及待地把自己的結論很專業地告訴你，卻從來沒有聽完你想敘述的憂心；有些你稍有疑惑開口質疑，他馬上臉色一沉頂你一句：「是你醫師還我醫師？」有些住院查房真的是例行公事旋風般來去一陣風，多半的家屬都心知肚明，畢竟是否真心關懷，患者和家屬都點滴在心頭，即便家屬習慣在當下隱忍不發，但事後的批評議論卻絕對毫不留情，也必然主動幫忙四處宣揚。所以，醫師不論良窳，只要有心很容易獲得相關的資訊。

如果你的醫師在假日時突然出現在你的病床，你會不會感動？他可能告訴你他今天有一檯刀要開，所以順道過來看看。他可能告訴你剛好有事回醫院，所以就過來看看……。當我們遇見這樣的醫師時，心裡頭似乎總自然烙印難以抹滅。如果你的醫師查房時能夠俯身探視，話家常般地詢問你的感受，你會不會頓時心理上痊癒泰半，安心等候健康出院？好的醫師渾身散發一種精神的療癒讓人如沐春風，好的醫師知道他必須佐以什麼樣的設備才能更彰顯他的專業，好的醫師會視病如親，提供你適當的建議與取捨，謝謝這塊土地上還有這麼多執著初心的白袍天使願意這般無悔守護。

醫者父母心，視病如親真的不難，只是我們都忽略了一路走來除了自己的付出之外，還有多少人的扶持與期待。

第三十五章

手術必有風險，但別把父母開刀當成世界末日

在進入超高齡老化的臺灣社會，許多不必要的悲劇時有所聞。尤其是居家照顧的家屬面對漫長無窮盡的孤獨奮戰，鮮少有人真能同理心地理解對待才是壓垮駱駝的最後一根稻草。所以他／她們容易陷入瞬間無助的幽暗而無法自拔，輕易地選擇與被照顧者同歸於盡的悲慘手段。也許連死後都得不到諒解，都還要背負無止盡的罪責怨懟。母親在脊椎骨刺的手術後，我選擇放下工作陪伴照顧，才真正了解照顧父母的難處，遠遠超過在醫院照顧個案的感受，因為那不是肉體的勞累，而是精神的耗損，是心靈的摧殘。那是集結被照顧者還有被照顧者周遭和你自己情緒上、心靈上的所有匯總，那種孤獨不被理解有時會深沉到比黑暗還黑。藉由自己的深刻體會，希望能更喚醒社會對居家照顧者的注意與關懷，也因為母親的手術住院意外得知醫院裡長期存在的茶壺風暴，原來白色世界其實並不那麼純白，實在讓人洩氣。

母親年事漸高之後，總讓人在不經意間感受到她對生命盡頭的些許憂慮與惶恐，我習慣用輕鬆的口吻帶過生命的一切循環，談的次數多了，一切似乎也變得尋常不那麼可怕和未知。難免反覆的性格、起起伏伏的言行，是她老人家年長後的標準配備。一如往常，母親又在她腿腳痠麻甚至刺痛到無法入眠時才提出反應。更可笑的是，這顯然不是她習慣的家庭診所的診治專業卻非得先跑一趟，結果當然是可想而知的無功而返。這才甘心順服我們的安排，前往我們工作的醫院掛診。我和內人沒有經過太多的考慮，就一致決定交給這位我們信任的醫師看診，因為我們照顧過幾位他的患者，所有的一切我們都看在眼裡，而他並不是該科的主任醫師。

一次的問診安排檢查，一次的回診確定症狀，母親的狀況不過是脊椎關節處長了骨刺壓迫到神經，這結果讓我們大大地鬆了口氣。醫師的親切傾聽，笑容可掬話家常般的解說，也收服了生性猶疑多慮、思考負面的母親。醫師詳盡地說明目前的情況已經不適合用藥物治療，而長期服用止痛藥的結果可能令人擔憂，甚至未來容易出現肢體萎縮的情況，最好的方式就是開刀刮除。我們主動詢問了自費微創的可能，醫師笑了笑說：「微創我還可以多賺一筆，但是媽媽的情況只須傳統的一刀，加起來比微創的傷口還短，復原的速度也會比微創手術來得快，這是一筆完全不需要考慮的自費。而且，如果你們相信我選擇開刀，可能有一個會需要自費的部分，我需要你們的信任授權，就是或許會需要人工骨粉的補充，但是我會先從刮下來的骨粉清潔消毒回填後再視狀況而定。」我很堅決地告訴他我們對他的信任，只是需要一些時間緩和母親的疑慮，也需要告知兄弟姐妹詳細的狀況。在我們照服的認知裡，這是輕而易舉很簡單的開刀症狀，沒想在其他人的腦海中卻不盡然如此。事實上，累人的根本不是開刀這件事，而是總有發言卻不負責任、不表同意卻無法反駁的不置可否，我想很多人都曾經面對同樣的為難吧，當下的你是如何決定的!?

確定診斷結果後，我很快的在Line的家庭群組中傳遞相關訊息，也獲得部分肯定贊同的支持，大家也約定當週假日回來商議決定。本以為很單純，不會有什麼爭議，應該能很快取得共識，沒想有人有不同見解並暗地裡集結串聯，平地生波。原來是做直銷的親友向其他姐妹誇稱自家產品的療效，並直言憂心母親已然年高會不堪負荷。我承認對於子女而言這是強而有力的發酵劑，更深層的孝與不孝、懂或不懂，全被模糊了焦點。各執一詞的擔憂談到深夜也一樣了無進展，我按捺心中的不悅冷冷地說：「任何的直銷商品都有厚厚的一本教戰手冊，也絕對少不了各種神奇療效的真人實證、現身說法。保健食品當然有它一定的功能，但如果保健食品真有那麼多的實證療效，早就有各醫學期刊大力追捧，廠商也早早改弦易轍為當紅藥品削翻天了。在這樣的節骨眼要讓媽媽嘗試用保健食品來治癒骨刺，妳們認為需要多久的實驗期？一年？半載？這期間如果繼續服用止痛劑，那永遠也無法得知這天上神水到底有沒有達到作用，如果不吃止痛劑媽媽承受得了嗎？如果不是她已經無法承受，她怎會輕易開口尋求醫師的協助？如果期間因為突然的劇痛跌倒衍生意外，誰要擔當？如果因為時間拉長而萎縮腿腳，誰願負責？」

現場一片沉默……，贊同的不敢挺身而出，有異議的也不輕言附和，最後的結論竟然是交給母親自己決定。現在想來真的是極盡荒唐，又無比慚愧的毫不負責，如果母親是一個開朗明智的老人家，哪還需要子女這般挑燈夜戰的折磨。我告訴自己：「不能，也不會有下一次了，下一次我會當機立斷自行決定，即便結果有任何閃失意外，我也不會讓自己一輩子糾結，因為我知道我的決定來自於對母親的愛。」

記得我曾經跟內人說過，這輩子老天爺給我一項很大的恩賜就是健忘。這是我打從心底的感謝，很奧妙地留下別人大部分的好，卻記不起幾件他人加諸於自己身上的不悅言行，所以我真的沒有太多和別人吵架的本錢。我總詫異，為什麼有人腦海裡可以那麼一字不漏地掀開阿拉丁神燈時代的陳年往事，過往委屈歷歷在目，母親就是一個典型的範本。一直以來，我總多言己失不談他人之過。一夜未眠竊思，怎麼總有那麼聰明的人在暗地裡掀起波瀾後就躲在幕後？卻也有那麼愚昧的人自甘當砲灰站上第一線。也許是三分的孝、七分的另有所圖吧？我不知道，把年高的母親當成難得的試驗品孤注一擲，成功了正可以大肆宣揚擴展行銷，失敗了與己何干一切水過無痕。這是我年輕時最尊敬愛重的手足，我不知道為什麼會愈來愈走了樣、變了調？一直掛在嘴邊歌頌誇讚經營了十幾年的直銷商品，在跳槽另一家直銷產品之後，竟然能一夕之間將原來的商品說得一無是處，聽得我不禁毛骨悚然，真懷疑其他人究竟做何感想，怎麼能輕易拿母親的健康用來做賭注交換？尤其在會議末了提不出更好的說詞時，輕描淡寫丟出一句話：「為什麼不給媽媽一個機會？」為什麼不給媽媽一個機會？好沉重的一句話！好重的擔子就輕描淡寫地從頭罩下。或者言者無心，但對持相反意見聽者的我，卻是一股排山倒海的壓力襲來，一時間很難咀嚼的滋味全部湧上心頭，太多複雜不被理解的情緒，太多輕易卸責、自以為是、寧不理睬陪伴者的酸楚，以另一種假象來掩蓋自己的顢頇無知，又高舉孝順之旗幟讓人好想棄械投降。我們現在不正在給媽媽最好、最適當的機會嗎？而少數人口中的機會其實不是為媽媽給的，而是為自己的不敢下決定而取捨的，甚至是藏有私心卻又不願背負責任的。

很長的一段時間讓我心裡一直過不去，過不去的不是這句話的本身，而是這句話的背後對我而言何其諷刺，何其詭異、自私與邪惡。我相信這句話早已不被所有人記得，因為聽起來無比自然、無比正當，也相信說者之無心。如果有機會再還原現場，希望有多一些人能感同我的身受。

我相信母親的那一夜比我更加焦躁難眠，因為她身體正遭遇的痛楚不適早已超過她所能承受，心裡有事時她總習慣天未明就起，因為惶恐而難以平靜。和她睡在一起的大姐自然起身陪伴，再一次跟母親分析我提供來自醫師的建議與憂慮。讓我訝異的是，母親毅然決定她要開刀接受手術，這個決定讓我更清楚明白這段時間母親身體的極度不適，繼續拖延擱置必然會造成更大的傷害。我沒有預期的是，這極具關鍵的臨門一腳，竟是來自和這個家庭連結最薄弱的大姐，冥冥之中真的自有定數嗎？

這不是我的家醜，這只是現實中的另一個小型社會。相較於更多家族血淋淋的爾虞我詐，我在家族中收受到的更多溫暖和支援不僅是他們夢寐以求，更是他們遙不可及的奢望。人都會改變的，社會也不斷地在轉型，它不會在乎你熟不熟悉、適不適應，更不會介意你要不要接受、能不能接受。在家庭裡，在社會中，只有大家願意多放下一點私心、減少不必要的疑慮，祥和、安樂、溫暖才有機會向前跨進。

距離一直都沒有想像中的遠，只要我們先跨出一步，你將發現原來彼此之間真的一直都是咫尺天涯。而天涯也一直都是自我蒙蔽的假象，咫尺的距離才是事實的面貌，這世上沒有真正的委屈，你必須活出你的年齡，更必須活在當下。

照顧父母不過是天經地義的自然，無須刻意標榜，更不必矯情推卸、迴避。也許過程中難免出現讓人不舒心，甚至常陷入有苦難言的幽閉，只能試著轉化自己來學習成長。每當內心天秤失衡、心情沮喪的時候，總不經意想起大師李叔同的〈送別〉：

長亭外
古道邊
芳草碧連天

看似簡單意境，但在絕美的歌詞背後，卻激盪著兩個複雜迴異的情緒，一個是完全豁達、無我盡棄凡塵的割捨；一個是肝腸寸斷、愛怨糾纏無盡的不捨。我的腦袋因此而膨湃激盪到難以承受……眼角總不自覺地滲出了淚水，不是為自己，而是為歌詞裡蘊含的情緒……

別總是顧了你的
卻失了我的

第三十六章

手足分工，有錢出錢，有力出力

母親的刀開得一如預期地順利，執刀的周醫師也很快地出現在手術房外，向我們傳達放心的訊息。只是沒有料到，在恢復室等待麻醉劑消退的過程卻遠比預期還久，放下心後的我們一時間倒也不以為意地靜靜等候。北部的其他兄弟姐妹在母親確定開刀之後也早早籌畫，排定每人南下陪伴的行程。拔得頭籌的大妹一早即從樹林南下直奔醫院，陪我們一起守候，而我們也早已結束其他照護行程全力地守護母親。良久良久終於傳來恢復室護理師的家屬呼喚，大家安慰欣喜地奔赴母親的身旁，卻錯愕地迎來母親的一張驚恐臭臉和一陣疾言厲色的責備：「騙我說什麼手術很快，我在裡頭暈吐難過得半死，卻叫不到一個人進來！……」是啊！這是我的疏失，沒有考量到麻醉劑對母親的反應如此之劇。當然也忘了提醒母親，如果感到極其不適可以請護理師知會家屬進去陪伴。而以母親在外人面前習慣表現的拘謹彆扭，她一定強忍著身心的痛楚煎熬不敢太多表達吧！在母親自以為從鬼門關前繞出來的此刻，我只示意大家保持噤聲靜默，一切等回到病房待母親的情緒平穩後再說。

住院前我和內人商議先幫母親安排在雙人病房，希望母親除了我們之外也有其他同病相憐的人可以閒聊，也能藉此稍微牽制常常容易固執不受控、偶爾不聽言勸的她。沒想自以為的苦心安排一下子被迫向護理站求救，請求有單人病房辦理出院能即刻遷入。因為大妹說她們商議要二十四小時陪伴母親，她不能悖離約定，否則其他人不曉得會怎麼怪她。所以，她拒絕讓我載她回家過夜休息隔天再來的建議。醫院的雙人房空間本就不大，除了兩張病床、兩張陪病折床之外，就剩護理師醫療推車進出的空間，大妹說她只要坐在小板凳趴著睡即可。我說：「如果妳真的坐在小板凳趴著睡，那媽媽和妳大嫂根本就別想睡，誰睡得著？護理師的進出也造成妨礙，對鄰床的患者也倍增困擾。如果妳選擇去坐在護理站的日光室座椅，或大廳的沙發睡，那又有任何意義？媽媽知道之後，她的復原會更好、更快嗎？」這樣的陪病根本就是弊大於利的不近人情，對約定的解讀也未免過於迂腐而愚昧。糾纏了半天後，才勉強跟我一起離開。後來，我才確認清楚這真的是其他兄弟姐妹的意向。想為母親盡一份心力，也想幫內人和我多一點分擔，可惜大家沒有真正站在患者和照護者的立場，去看待很多需要留意的細節。這樣適得其反的思慮，就算習以為常在醫院照護的我們都感到匪夷所思、見所未見。幸虧後來大家都願意接受我的請託，不再堅持，但也出現小弟夫妻在單人房裡鋪睡墊過夜的異象，熟識我們的護理師也不便阻止，只淺淺地笑著說：「大家怎麼都那麼孝順，從來沒見過這樣的。」我再次感受到大家對母親的愛與付出，卻也同時更深刻地明白到，即便感覺簡單不過的事情，卻仍有這麼彼此迴異的理解與做法。「理解」二字的意涵立基於將心比心，也立基於換位思考的感同身受，確實不容易啊！我也才明白，有些事情在權衡折衝之餘真的需要一點點霸道，才能讓結果更臻圓滿。

第二天下午，母親就順利地轉進單人房。母親的身子除了多年的高血壓，和偶爾的感冒風寒之外，一向挺硬朗。再加上每天兄弟姐妹們幫她精心熬煮的雞湯，所費不貲的燕窩加乘，不耐久臥的她早已蠢蠢欲動，要求下來行走，內人總耐心地安撫，答應她明天再下床動一動。幸好還有周醫師的叮囑幫襯，這輩子能讓母親順服聽話的，只有她信服的醫師的話。恢復神速的母親在第三天早已迫不及待，在四腳椅的協助和內人的攙扶下，在病房內走動。第四天已能走出病房，在迴廊間短暫行走。在迴廊時，護理師紛紛豎起拇指誇讚，母親就這樣開心忘情地愈走愈遠。幸虧內人適時提醒說：「現在傷口還未痊癒，脊椎也需要多休息，不能太累。」這才把她勸住了，願意歇息歇息。第五天母親已經嚷嚷著要出院了，直到周醫師進來查房。他一方面親切地誇獎母親恢復得很好，一方面叮嚀母親復原的過程最怕躁進與大意，稍不小心可能又傷害到脊椎而得不償失，希望母親耐心多休養幾天，不要急著出院。然後轉頭告訴我和內人，明天他會請假幾天回馬來西亞，他已經安排好另一位醫師來協助一切，回診的日期他也都安排好了，要我們放心讓母親住院，直到我們覺得放心出院時才離開。本以為周醫師只是例行性的休假或醫學研討的行程，當下沒有多想，只覺得他今天不怎麼笑，和平常笑容可掬的模樣很不一樣。

三月的陽光熱度剛剛好，溫潤而舒適，術後的第九天我們幫母親辦理了出院，空氣中嗅到的盡是滿滿的喜悅幸福。回到家後，母親顯得更加自在，如魚得水一般。考慮到母親術後一定時間內行動會有所不便，也擔心她大意失控，我選擇留下來二十四小時陪伴照顧，並為她的術後調理做好種種準備，直到放心為止。之所以沒有讓內人來提供更細膩的照服，是因為我太了解母親的個性與情緒。這個家除了我之外，恐怕很難有第二個人願意扮黑臉糾正她，又願意像老萊子那樣裝瘋賣傻取悅她，軟硬兼施地讓母親安分聽話！尤其對一位媳婦而言，長期照顧一個這麼傳統的母親，必然會有太多不必要承受的排頭與委屈，這些我都沒少見識過，而內人為這個家所承受的已然不少，我知道我能做得到，那麼就先讓我來吧。真的有朝一日需要內人的專業悉心照護時，我們也會毫不猶豫地全力投入。現實環境裡似乎也沒有太多的選擇或取捨，一切總好像是很自然地責無旁貸、理所當然，無須多言，也無須探詢。讓我感動的是，同時間兄弟姐妹也私下決定，每個月平均分擔湊足三萬來彌補我的收入。顯然，我依然負債待償的窘迫財務，讓他們擔憂，也給他們帶來了困擾。我沒有拒絕他們的好意，因為突然收入銳減確實延誤我們的償債進度。然而，我們手足幾人並非全都是手頭寬裕的，我不能讓自己長期變成別人的負擔。所以，收取了兩個月大家的好意後，我讓自己成為了母親的看護，也讓母親成為我的雇主，讓大家都能有所平衡。

找了一個適當的時機，我溫婉地告訴母親收取這筆錢心裡的過意不去，畢竟手足裡還有人背負著房貸，而我確實需要有持續的收入來為將來的老年準備。雖然我從不過問母親身邊的積蓄，但母親長年的儉約生活，念念不忘的就是身後能為我們留下一些幫助。既然這些儲蓄未來都會回歸到子女身上，那麼何不就用這筆錢來讓我逐月地陪伴她，讓每個子女的生活能更寬心、更安逸？我知道母親不會拒絕我的提議，就像我從不否認兄弟姐妹們說的：「媽媽從小就最寵你、疼你，最在意的是你，最能聽進的也是你的話。」所以，母親毫不猶豫地點頭同意，厚顏的我也卸下了心裡的一些包袱。過程中當然不能也沒有讓母親知道我們的多年負債，否則母親一定哭哭啼啼地要提出積蓄來幫我清償。如果母親心裡曾經有過不舒坦或覺得我怎麼這麼計較，我想總比她知道我負債後的惶惶不可終日來得好多吧，未來母親會原諒我的不爭氣的。

一個多禮拜之後，難得一見的大姐也回來了，撥出了時間，帶著行李回來幫忙陪伴母親。這短短的二個禮拜，顯然是這對母女數十年來難得的久別相聚吧，希望在彼此的心裡頭都能彌補些什麼。也因為這二個禮拜的相處，我和大姐之間也多了些交流，彼此多了些了解。人總習慣用自己的主觀將別人放進自己刻板的框架裡，如果你也曾經和我一樣，因為脾氣，因為個性，因為曾經後悔莫及的過去被別人鎖入牢固的框架裡，似乎任憑你如何努力掙扎、改變、進化，這個框架裡的顏色與刻板卻依然紋風不動、一成不變。我們都頑固地讓自己在框架裡較勁忿忿然，卻一直沒弄明白：「那是別人的框架。別人的框架怎麼能束縛住你？控制著你？走出框架再回頭看看那個曾經困惑自己良久的框架，你會啞然失笑浪費了泰半的人生。沒有框架的人生，自然不會被別人框進牢籠裡，更沒有閒暇為別人理出一個個框架。祝福走出框架的你，坦蕩舒懷，萬般自在。」

二年來，我觀察到母親生活得愈來愈自在，過往思緒上太多的自惹塵埃慢慢變淡了，變少了。雖然此一改變可能極其細微，以致旁人無覺無感，我卻能清楚感受到其中的差別。年近九十的母親有在改變，真的很辛苦，很難得。其實，我更清楚的是，這些改變都源自於我的改變。是我的願意調整改變感染了她，從來沒有想過離開家鄉的我，留下來陪伴父母不正是其中一項重要的因子嗎？如今得償所願，雖然只剩下老母可以陪伴，但夫復何求！

第三十七章

意外的遭遇，白色巨塔也有塵埃

一個禮拜之後，我依約陪伴母親回院門診，再次見到久違了的周醫師。一樣親切的笑容卻隱約帶點憂戚，他還是像老朋友一般體貼地問候。周醫師幫媽媽安排了X光照射，好確定手術後的情況，也特別請媽媽進行骨質密度的檢驗，嘗試在健保給付的範圍內提供更多協助。經過些許的等待，近午時分看病的人潮也散去了大半，我們再次進到診間。醫師很開心地指著螢幕上的X光片，告訴我手術很成功，復原的情況看來也十分良好。隨後他拿出骨密的檢測數據說母親的骨質疏鬆有點嚴重，但程度符合一種很昂貴的健保藥劑，他會開立給我並詢問我敢不敢幫媽媽注射。我說：「我和內人都是這家醫院的照服員，你可以放心地交給我，就像我們放心地把媽媽交給你一樣。」不曉得是否因此觸動了他的情緒，他竟然再一次很激動地說：「謝謝你們的信任。」相同的語言、相同的激動情景在母親決定開刀後告訴周醫師時出現，有點突兀的不合常理，讓我多問了一句：「周醫師是不是碰上了什麼難題？其實在母親住院的第五天你來查房，說要請假去一趟馬來西亞時我就想問了！我們幫得上忙嗎？我知道我說的是廢話，我們怎可能幫得上什麼忙？只是覺得這麼好的醫師不應該心事重重……」

也許醫師的生活圈真的太過於單調狹隘吧，這樣一句從陌生人的口中傳遞出的溫暖關心，竟然讓他瞬間紅了眼眶。他勉強整理了一下自己的情緒後吐出一句：「我可能會離開這裡。」「什麼！離開這裡！我們才慶幸有這麼好的醫師在這裡守護我們，怎麼就要離開了？」他說科主任一直很眼紅他的門診時常爆滿，很長的一段時間都在想辦法排擠掉他。最近副院長人事異動，升任的正是那位主任的好友，他已經被告知下半年不會再被續聘。所以，離開已是必然，只是自己仍在猶豫該選擇去哪裡——留在臺灣還是回馬來西亞？原來周醫師是來自馬來西亞的僑生，負笈臺灣求學習醫，也在高雄結婚落腳。他說他好喜歡臺灣，也從來沒有想過會離開這塊土地，更不敢相信在神聖的醫學殿堂裡會出現這麼荒謬栽贓的情事，而且還可以隻手遮天，不分青紅皂白。原來意欲逼走他的這個小圈子竟然羅列很多莫須有的罪名且不容他申辯，包含捏造了很多病患投訴，還誣控他屢不查房，還在病房裡和家屬吵罵爭執。他說話的語調傷心遠多於憤怒激動，更可想見其內心受創之嚴重。也許除了家人之外，這是他第一次能夠毫不保留地傾吐自己的委屈吧。意外的插曲反倒讓我深深地抽了口氣，憤慨地說：「如果連辯白的機會都不給你，我們確實一點忙也幫不上。那些連當事人都心知肚明的莫須有罪狀不過是為了補足程序，不具有任何意義。如果把事情掀鍋鬧大，恐怕更會害你無容身之地，請你相信這只是一小撮臺灣人的自私，連我們都憤慨不屑。離開這裡你一定會有更寬廣的空間展翅高飛，請你一定要繼續留在臺灣，一如你過去那樣喜愛。」他伸過雙手緊握著我的手又頻頻道謝說：「我會考慮的，下個禮拜我已經安排時間上臺北拜訪老師，也聽聽老師的意見。」我走出診間時突然感覺步伐緩慢而沉重，心情亦復如是。接著到領藥大廳拿藥，認真地聽取護理師對於使用注射劑的教導與說明。上車後，稍微重聽的母親很好奇地追問剛剛診間發生的一切，我一一說了。後來有一年之久，母親每每提到時就一再嘆息說：「唉，這樣好的醫師不應該被人這麼糟蹋啊！」時至今日也一樣，提起周醫師，母親只有相同的嘆息與感激。

醫師在求學的生涯中無疑是人生的勝利組，就像瞬間投射的億萬個精子，專注且唯一的目的就是成功著床成為天之驕子。成功之前的漫漫長路確實有著太多人無法理解的忍耐、委屈甚至煎熬，許多人在這個過程中逐漸失去了本性的純真和初始的意念，努力攫取更多的外在虛榮及報酬，來彌補過程中自認的失去變成理所當然的應得，所以名醫不多，仁醫更少，因為初衷已然或忘，濟世救人的本心已蒙垢。初嘗名利即開始迷失自我，一心追逐更大的成功，甚至為求名利而不擇手段，最終反倒為它所俘，成為它的階下囚，至死不悟。醫師的生活在社會普遍的認知中是刻板而單調的，所謂的「刻板而單調」並不是指不夠精彩，而可能是源自於太多的自視甚高和謹慎的自我保護意識太濃，而大幅度地將自己局限在狹窄的生活空間裡。出了這個狹窄空間會令他們不安，會讓他們多所懷疑交往的目的與企圖。所以，高爾夫球、美酒佳餚、消遣牌局、出國旅遊……，形成了一般民眾對他們的印象，和社會有點脫節的格格不入與彆扭，我想是多數醫師很真實的寫照吧。對我們這種平凡不過的芸芸眾生而言，多數醫師是不會生活，甚至不懂得真正生活的。當然，在他們優越的自我意識裡是斷然鄙夷這種看法的。什麼時候你會在喧囂的夜市裡碰到一派隨興、悠閒穿著的醫師在那理吃吃逛逛？什麼時候你會在熱炒店裡看見捲袖划拳、呼朋引伴熱血激昂的醫師？你以為他們缺乏這樣的場景？缺乏這樣的釋放？當然不！他們只是習慣躲進自己認為不公開的安心隱密空間，求學的勝利組，其實並不等同人生的勝利組。

理解了這些，就不難理解那些周醫師所說的讓人瞠目結舌鬼才相信的杜撰，不僅牽強到不可思議，真的讓人忍不住唾棄、輕蔑地嗤之以鼻，這麼膚淺的自欺欺人都能自我麻醉，你說生活中的爾虞我詐是不是連幼兒園都不入門！為什麼總有少數醫師能鐵面無私、毫不留情地對住院患者下逐客令，即便患者的狀況顯然還需要一些時日的治療康復？我想不外乎急著清空病床來擴增自己的開刀檯數吧。結果，造成屢見不鮮去而復返的出院者。他們面對家屬的焦慮臉龐時，究竟是鬼遮眼還是私心竊喜，怎能視若無睹、完全無動於衷？畢竟消耗的是無關緊要的社會健保資源，乾坤挪移，彼消此長，獲利進帳的是深不見底的口袋。每次經過門診長廊總不缺三五成群打扮入時、光鮮亮麗的俊男美女，總是銳利地緊盯目標伺機而動，這些各大藥廠的尖兵全都身懷重任，所為何來？所為何事？不就是想盡辦法突破主子的心防，滿足其各種需求的歡心。對比當前疫情的慘不忍睹，那麼多勇敢向前擋在我們與病毒之間的醫護，格外令人不勝唏噓！

怎麼樣才能寫出令人振奮的勵志故事？又是什麼樣的故事才會感人？一個畫面、兩句話、一段文字，在生活中俯拾皆是。如果你願意擷取一絲其中的養分，也許這個故事就足夠勵志，就足以感人！一再錯過是因為我們讓自己的心靈太空虛、太疲於奔命了，什麼樣的生活都能活出你的價值，當我終結我這一生的時刻，我想還給這具靈魂原來的寧靜清明。

第三十八章
黨同伐異、少數霸凌無所不在

在中國歷史上不乏知識分子朋黨比周，與不同政見者互相攻訐，結果引起黨爭，釀成黨禍，株連之廣甚至動搖國本。販夫走卒彼此間若志趣相投會把酒言歡，會肝膽相照地情義相挺，可能在民不聊生窮途末路時會揭竿起義；知識分子的結黨營私則總會走味失調、互相排擠，心懷不軌者甚至為圖謀仕途功名而不擇手段，做出傷天害理諸種陰毒惡事，總歸一句——「逆我者亡」，結果往往爭鬥得朝中賢良盡失。在社會上，少數霸凌沉默早已是無所不在的事實，在懸壺濟世的白色世界裡其實早已揚塵滾滾，超高的醫護流動率不單只為了超時工作或福利報酬，看不見的茶壺風暴自在心胸。世態從沒一刻停止改變，人心，何嘗不是一直處於改變當中，其中的關鍵只不過是：「改變中的你是不是一直認識當下的自己？還是你早已忘記初心，變得連自己都不認識!?」

長久以來醫院系統不論規模大小，不分公營、私營，若不是在家族企業財團的壟斷下，就是在少數人的營私禁臠裡為所欲為，彷彿成了另外一個自成法律的世界，外界的黑手個個垂涎覬覦，莫不摩拳擦掌伺機而動，意欲分食這塊大餅。藥品、器材、人事、採購、看護仲介、周邊的停車商街、救護殯葬……，別忘了，這是一個完全沒有討價還價餘地的予取予求。你相信嗎？如果把一家醫院當成醫師學習時的奉獻大體、千刀萬剮的開膛剖腹，將所有器官一字排開地攤在陽光下，你覺得千瘡百孔的它該是臥床在普通病房抑或早該進加護病房危急搶救？你會發現它身上的細菌、病毒，各種噁心的蛔蟲包準是琳瑯滿目，讓人前所未見的應有盡有且保證個個都肚大腸肥。而這裡卻也是不分晝夜、分秒必爭救人於命在旦夕的神聖殿堂，人的美好與醜惡同時在這裡得到彰顯、發揚極致。

去年這家醫院又到了看護仲介的投標時刻，不若往年稀鬆平常的氛圍。有人放出風聲勢在必得，投標前在看護間早已傳得沸沸揚揚。據說揭標當日情況迥異於尋常，總院高層派員現場督陣，就怕結果出現變卦，致使內定廠商出局。果然得標的是一家從未涉及醫護領域的陌生臉孔，但這張陌生臉孔顯然來頭不小，據悉是新科六都首長的親密隨從，一人得道雞犬升天下地大肆擴張、鯨吞蠶食，即便多人形容那位隨從夫人的跋扈囂張侈言她已經忍耐很久了，你又如之奈何？這江湖的仗勢欺人、弱肉強食，怎麼老是和教科書教導的要循規蹈矩、仗義執言總有那麼大的格格不入，多少人十年寒窗的一身本領卻得卑躬屈膝於逢迎拍馬結黨營私的小人裙襬，無怪乎價值混淆錯亂的意識型態，總能在世道裡擔當要角領銜演出。

大姐回來後對母親復原之神速頗為驚訝，結果論的母親對於自己手術前後的成功順利本來就顯得滿意，尤其周醫師笑容可掬地有問必答更完全擄獲母親的信賴，再加上得知他被惡劣排擠的處境更深感同情，所以言語中盡是不吝的讚賞與不捨。在看到每天晚上我幫母親固定注射的針劑後，大姐更加好奇地詢問仔細，說她兩年前曾在北部某知名醫院做過骨密檢測，數據顯示並不理想，但醫師卻全然沒有任何處置，她希望我幫她掛號，也許周醫師能夠給她更完整的說明和建議。我當然滿心樂意、義不容辭地幫大姐掛了號，其實心裡頭還是很掛念著周醫師最後考慮的結果，想藉看病機會探知。我也先提醒大姐媽媽的藥劑處方不僅止於考慮骨密數據，還需符合其他條件才能成立健保給付，免得她興沖沖地前往卻悵然而返。母親像個孩子般也吵嚷著要一起前往，好吧，順道讓周醫師哄妳幾句也沒什麼不好。

一行人跨進診間的剎那，周醫師差點站了起來，喜出望外地說：「你們怎麼來了!?」說明原委後他立刻開了骨密檢驗的通知，然後關心起了母親的恢復狀況，聊了一會後我告訴他先帶大姐去做骨密檢測晚一點再回來。由於掛號稍晚，等待結果出來時已近中午時分，周醫師很詳細地解說檢驗顯示的資訊，並詢問大姐是否曾開刀或發生過骨折情事，綜合了所有現況後他說大姐目前符合一劑健保給付的藥劑注射，可以每半年回來注射一次，未來再做骨密檢測隨時觀察變化結果。大姐連聲道謝，直誇醫師的親切和專業。我也拿出特別為他簽名祝福的小書《讓我照顧你》遞給他獻上祝福，看得出來他頗感訝異。「周醫師已經決定落腳哪一家醫院了嗎？」我怯怯地問道。「應該會回馬來西亞吧！家人都希望我回去，爸爸媽媽年紀也逐年變高了……。」實在很讓人扼腕的消息，我還想攀轅臥轍極力挽留，於是勸說道：「臺灣的醫療先進，周醫師不想多待幾年臺灣嗎？」他說：「其實馬來西亞近年已經不可同日而語，上次刻意回去一趟走訪了幾間醫院，確實讓我大開眼界。」「雖然很遺憾臺灣又將失去一位好醫師，但我知道你將為馬來西亞社會帶來更多福分，尤其是你的家人更是殷勤等候迎接擁抱你，希望有機會再見。」「一定的！如果有機會到馬來西亞，一定要來找我，接受我的款待。」這次換我緊緊握住他的雙手：「很高興看到你這次的神色自若，臉上已經完全沒有之前的憂愁徬徨，你已經很篤定自信地回復自己了。你可以加入我的Line，讓我們一直保持聯繫吧？」他拿出手機直說：「好，好！」結果我這個3C白癡手忙腳亂了一通，卻根本連簡單的操作都弄不好。周醫師見狀拿過我的手機直接掃描他Line的QR Code，瞬間我們連上了聯繫的橋樑，彼此祝福珍重地道別。

就像周醫師說的，二個月後還會再見，媽媽的處方箋到期得再回來開立，我已經幫媽媽預約好了。雖然可惜，雖不免愁緒，但他不會有問題的，我堅信不久的將來，馬來西亞的醫界必然有屬於他的一席之地。上車後，母親狐疑地問我：「你們剛剛手機在那裡變來變去做什麼？」哈哈哈哈哈，好可愛的母親，聽完說明後她也安心了許多。只是沒想到我這個手機白癡最後竟然在胡搞瞎搞中讓這一切斷了線，無從開機連線的遺憾。

民主社會裡總教育我們要謙和有禮，要少數服從多數，但少數霸凌沉默多數的例子卻普遍充斥在國家、社會、企業，甚至家園。別小看這些沉默者的委屈忍耐，它極可能錯亂一個人一輩子的性格與價值。我曾經在一間普通病房見過一個個把自己搞得身不由己、歇斯底里的家族，現在想來都還讓人痛得啼笑皆非。那是在我照顧一位八十五歲伯伯的第三天，對面B床從其他樓層移入一位九十一歲的伯伯，從此兩個禮拜多，這間病房幾乎無寧日地被迫收看這個家族強力推出的年度大戲。個案伯伯已有失智現象，加上身體的不適所以昏睡與清醒的時間各半，可惜通常對患者而言都不是依循著正常的生理時鐘。清醒時候，他不分日夜從沒閉過嘴，說的盡是不為外人所知也不為外人所想知的家務事。又是國罵，又是奚落，又是乞憐，多得是自豪沒有自己幾十、幾百萬對誰誰誰的慷慨解囊，這一房不倒也怪！而這誰誰誰都是他的子女，且直接稱名道姓，說到末尾卻總從慷慨激昂急轉直下地落寞淒涼，每天像時鐘般秒針趕分針，不斷重複，聽得出來這個家族擴張分枝確實族繁不及備載。

負責張羅個案住院的是二媳婦和她那看似能幹的女兒，顯然是目前這個家族的當權派。二媳婦說話很犀利，總是話裡藏刀，東砍大房，西斬小姑，似乎總覺得公公被別人占盡便宜。她的女兒也不遑多讓，年紀輕輕卻處處顯得老成專斷，看得出來這一切由她主導，可能也因為她是鄰近另一家醫院的護理師吧，一家我和內人深深不敢苟同的醫院。奇怪的是她為什麼不把自己的阿公弄到那家醫院，這樣她不就更能張牙舞爪地為所欲為嗎？難不成她在這裡把自己當成主治醫師一般，對護理師頤指氣使地下指導棋只是狐假虎威。最搞笑、最灰頭土臉的一次，是自己毫無專業地僅看數據就自行判斷阿公命危，並潑辣地要求這裡的護理師採取急救措施。連筆者這種普通照服看護都看得出來個案一點狀況都沒有，最終還得勞動這裡的護理長和住院醫師過來斥責一番，請她自制、懂得尊重別人的專業。被潑了一盆冷水的她顯然很不服氣，想用阿公的病危來扭轉她的專業吧，她竟然直接向家族發出個案病危的簡訊，陸陸續續哭喪著臉的聚攏了一些人，哭哭啼啼耗在那理真的叫「等死」。我很艱難地憋住了自己的笑意，試著冷冷地看待這一場鬧劇會怎麼收尾。等了良久良久大家都不敢動彈，只因為這個掌鏡的導演不出一聲吧。我實在受夠了這個家族的鬧劇，還有那個跟蠻橫護理師來自同一家醫院完全不入流的看護大姐，最後我冷冷地丟出一句：「你們別再吵他了，他真的睡得很沉。他沒有什麼特別的狀況，多住幾天就會出院了。」管你的面面相覷，再不出聲，真把我們其他三床當成廉價龍套陪你們耗到導演喊卡設宴殺青嗎？那一次以後，這位他院驕縱的護理師開始懂得說話輕聲細語不再趾高氣昂，那位看護大姐也更對我退避三舍地敬而遠之。本來偶爾晃過來扯兩句讓人愛搭不理的二媳婦，這下子心裡更猶豫不決好像舉手投足都顯得彆扭，囂張慣了的人，到了哪裡都能不當一回事地繼續醜態百出，真是夠了！

若說這個家族枝繁葉茂，可看來看去頻繁出現的不過就是那三個家庭，巧妙的是她們都能精準地錯開探病時間王不見王。大媳婦和她女兒倒像足了傳統的社會媳婦，感覺一肚子委屈無處宣洩，女兒外表文靜柔順，每次總在阿公床前又搖又喊地非要把他弄醒，嘴裡說的總是沒有一點新意的相同言語：「阿公醒來啦！看看我是誰！我是某某，誰也來看你了，快醒來看看，不要每次都只叫誰的名字，我們都來過幾次了你都不知道，永遠只記得一個人。」她指的就是那個自以為了不起的護理師孫女。我相信這個阿公在身強體壯的一段很長的時間裡，在整個家族一定是呼風喚雨、唯我獨尊，沒有人敢拂逆，而金錢正是他之所以能號令天下的唯一關鍵吧。

但此時此刻這個孫女所透露出來的話語顯然早已不再關乎金錢，而可能是太久太久的隱忍下想試圖撥亂反正的壓抑反擊。我想以這個個案目前的情況，她的願望應該是石沉大海不須多做掙扎了。她們的一舉一動都在看護大姐的眼皮底下，然後轉頭再一五一十地跟二媳婦嚼舌報告，甚至加油添醋地誇大、渲染。原來這個看護大姐也是她們同村的人，特別被請來協助照顧的，只可惜這個讓我鄙夷的大姐人前人後判若兩人的行徑實在讓人不齒。所見唯一正常的算是個案的女兒吧，在個案非清醒的時間裡她泰半只是靜靜地坐著，陪著她的父親，不管他的神智狀態是否清楚。她也會找機會跟我聊天，誇讚我對伯伯照顧得那麼細膩，還跟我索取手機號碼。我沒有拒絕，但也清楚表明未來應該不會接這個個案，並強調說：「妳很清楚不是因為妳的問題。」她笑了笑，有點靦腆地說：「我了解！這段時間一定給你們很多困擾，讓大家看笑話了。」是啊，很多事即便有心，但若結果是事倍功半的話必然會讓我們洩氣喪志，我不過是個看護，真的不需要明知山有虎偏向虎山行。

單單一個人興風作浪就足以顛覆一個家族，若再多兩三個人心懷不軌，怎知不會掀起駭人的滔天巨浪？所謂：「一條魚腥一鍋湯。」由家庭到企業，從社會到國家，道理都一樣，大家都懂，只是總有人駕馭不了自己的心。就像這場武漢肺炎讓人們有機會暫緩腳步思考人生，但疫情過後，這世界究竟會扭轉向上抑或會更變形扭曲向下，誰知道？

第三十九章

了無痕跡的徹底清倉，世態炎涼的涇渭分明

多數患者在留意到自己的身體所發出的警訊時，無疑會感到無助和徬徨，如果能及時獲得醫師伸出援手以確定情況的話，總能提供一股極大的力量安撫情緒。我那看完診的大姐就是最好的例子，她聽完醫師說明之後滿心感激，即便對當下和未來的骨質老化情況之改善可能極有限，但心情一開朗，說不定身體也隨之硬朗了。母親也是如此，在心理意識的愉悅下恢復的狀況令人可喜可慰。這期間也透過現代科技的Line通訊和周醫師保持固定聯繫，也從片段的資訊中知道了他岳父母家都是虔誠的基督徒，擁有來自背後之強大而堅定的支持力量，難怪他能很快地走出陰霾勇敢向前。三個月份的藥劑將用罄前我陪伴媽媽再次前往門診，周醫師幫媽媽再照了一次X光，確認開刀部位的恢復情況都一如預期，也預約了三個月後的門診。我們都很清楚，這可能是彼此的最後一次見面了。臨別前周醫師再三叮嚀，他會把媽媽交給他放心的醫師，就是上次他請假時來查房的醫師，請我們不用擔心。又一次告訴我如果有機會到馬來西亞，請一定一定要讓他知道，只是很可惜臺灣可能將永遠失去這麼一位好醫師了。除了表達心中無限的謝意之外，說得最多的就只能是「一定要保重，謝謝你」！雖然朋友離開了，但至少還有方式可以繼續聯繫，也在另一處陌生的地方知道有朋友在那裡扎根茁壯，假以時日他必然會開花結果揚名領域。

算一算也該是周醫師將離開臺灣的時候了吧，我卻在一次手機操作中白癡地將一切搞砸了，弄到無可救藥，不得不把舊手機丟了，換上新手機，但結果卻也救不回與周醫師的聯繫，彼此就這樣斷了線。因為當時並不是以電話號碼加Line，朋友說真的無解，真的不希望周醫師誤解為他即將遠離所以我才故意斷了訊，如果造成誤解恐怕他對臺灣的失望將更深劇。雖然嘗試從醫院處那裡查探他的電話，可結果只是白忙一場，徒勞無功。想想還有最後一絲機會，亦即等待母親回診時向他的醫師好友打聽打聽，心裡遂稍稍放下歉疚與不安。

又近三個月後終於等到母親的回診日子，大姐也提早回來陪伴母親，因為一個禮拜之後她也可以回去再打一劑補強骨質的注射，所以她也興奮地陪我們一起前往。推開門所見不再是熟悉的臉孔，感受到也不再是昔日故人的親切，而是陌生和冷漠。不待將來意說完，他已經好似背稿一般口條流利地直指母親的狀況不符合該藥劑的使用條件。我當下聽得懵了，立刻提醒他，這些是做過骨密和身體部位曾經骨折後的綜合評估診斷。他毫不客氣地回絕說：「不合格就是不合格，違反用藥被查到會被處以一百倍罰鍰。」我實在氣得無法馬上和他爭辯，只幽幽地說：「母親的小腿偶爾會痠痛，可不可以開個貼布讓她舒緩些？」「不符規定！」一句話斬釘截鐵地回絕了。「今天的門診我會取消，所以待會不須批價可以直接離開。」我算是死了心，認了帳，卻想到周醫師的聯繫不能斷了線，於是又鼓起勇氣提問：「請問您有周醫師的電話嗎？」話都還沒說完，他已經惱羞成怒地劈哩啪啦一陣語槍過來：「我不怕，你問你儘管去問，我沒有他的電話，我們都只用院裡的方式聯繫……。」我特意沉默片刻讓時間靜止了下來，告訴他：「我現在可以理解他對這個地方的失望了，幸虧他沒有親眼見到剛才那一幕。之所以跟你請教他的電話，是因為我跟他保持聯繫的Line被我搞砸了，我只是希望能夠繼續得到他的訊息。」他低下頭來不知所措，離開前我氣不過地回頭丟了一句話：「所以我今天帶媽媽過來只是在幫你們清理周醫師的後續戰場？虧他竟然那麼信任你！更佩服你身處這個環境竟能無動於衷而不感到心寒，也沒有一點愧色！」說完，頭也不回地離開。

出了門，大姐怯怯地說：「你怎麼那麼大膽敢這樣跟醫師說話？」我說：「我一點都不大膽，而是他們太目無法紀，太明目張膽，把無辜的患者變成他們鬥爭下的工具、犧牲品，簡直是知識分子的銅臭無恥，最好、最好別把我給惹毛了，我可沒有什麼好損失的。」我回頭問了問大姐：「下個禮拜妳的門診還來嗎？」誰還想再受一次莫名其妙的窩囊氣？最無辜的媽媽一直都無法理解，這理當純潔的白色世界竟然能這麼光天化日之下毫不遮眼地燒殺擄掠，是沾沾自喜高智商下的生活白癡嗎？

我知道，很多時候人都難免會有不為人知的苦衷與難處，但我相信人永遠不會缺乏選擇。就像這二年來我與母親的相處，從她康復後我選擇不要二十四小時的生活陪伴，而只是每天下午到晚間三個多小時的相處，因為我知道這是目前彼此磨合、減少摩擦的最佳方式，躁進反而會比循序漸進更適得其反。因為我很清楚母親的安全無虞，近在二百公尺之遙的我隨時一通電話就能立刻出現在母親身旁，也許難免連兄弟姐妹都會偶爾不平這錢領得也太容易。就像有個鄰里也曾閒言道：「應該是少年仔準備三餐才對，怎麼還要老人家做晚餐勞務？」或許吧？在母親疲累煩躁時心裡也曾這麼嘀咕自己命苦吧？但我看過太多做兒女的出於孝順之心，迫不及待地拿掉了父母原本可以輕鬆為之的勞動，結果愛之適足以害之，父母不但沒有享樂更久，身體反而突然一蹶不振喪失了很多功能。是喜抑或悲？是福抑或禍？是孝抑或因思慮不周而成了不孝？請多慎思之、明辨之吧！幾十年來母親一直散養著雞隻，從未中斷，只是規模限縮了許多。每當母親下廚簡單煸炒一二道青菜時，我一定寸步不離在旁守護、陪伴，煸炒外的工作自然有我收拾。養雞和晚餐是母親每天生活中的行事曆，是令她開心的輕鬆勞務。多希望母親能平安健康長長久久，多希望母親一輩子都能手腳靈活揮舞鍋鏟，直到她真的疲了，累了，不勝負荷了，再由我來換個方式服侍她的一切起居吧。

我曾跟自己的兄弟姐妹提到過，如果只是要博得父母的歡心或讚不絕口的誇孝，真的太簡單了。最好住得遠一些、別常回去，一年兩趟足夠了，回去的時候一定要拎兩個禮盒，別忘了包個紅包，你要的孝名自然到手。如果這也是你想要的孝名儘管自取，儘管洋洋得意，沾沾自喜，但請別以此插手干預他人進行你所不理解的孝順言行。

年輕時的母親身上嗅不出生活的不自在，全神貫注在相夫教子的忙碌生活裡；年老時的母親卻明顯受困在自己羅織的別人眼光裡的囚牢，對外的一切她率先考量的必然是別人會怎麼看待。所以教堂的鐵門早上不能太晚開，晚上不能太早關，所以她一天到晚總有掃不完的榕樹落葉，因為她擔憂別人可能會怎麼看待。其實，誰有閒功夫去理會你何時吃飯、睡覺？我相信她就連上教堂也都不是那麼單純地因為信仰而前往，而是因為她是父親的妻子，一輩子生活在教堂的宿舍裡，所以母親覺得她要謹慎，因為有太多雙眼睛在盯著她的一舉一動，她對外得給個交代。諸如此類芝麻綠豆般的瑣事緊緊地束縛著母親的舉止動靜，曾經有很長的一段時間，我看不見自己能幫她鬆綁的進度。在這部分母親曾完全生活在無中生有、自設的、自以為集眾人目光焦點的象牙塔裡，我們覺得這樣既辛苦又何苦，她卻依然不可自拔地深陷其中！二年來，母親從一個令出必行、沒有妥協更不容置喙的剛愎，到願意逐漸打開心防耐著性子聽取解說、聽取分析甚至聽從勸告；二年來，母親從一個寧死不屈、死不認錯的自我感覺良好，到能卸下尊嚴真心地跟你說聲對不起。我承認，我曾經有更多的不捨執著或嘗試讓母親微調改變，耳際總不斷迴盪某些人的聲音：「都已經那一把年紀了，為什麼不多順著她一點？」是啊！我究竟在堅持什麼？也許母親終其一生都不覺得這有什麼不同，那麼我為什麼不能放過自己、放過母親，非得跟自己跟母親過不去？輕鬆生活不是手到擒來的容易嗎？

　　二年來我看到母親的轉變，多了點皺紋的眉宇間柔和了許多，以前心中不可撼動的分際之天秤彈性了許多。我從不預期劇本就是這麼順利開展圓滿到終，只不過筆握手中，自然可以隨時隨處調整筆墨揮灑，不讓劇情有太多的脫離掌握。他人，確實是吾人個人最好的一面鏡子，正面榜樣有助於自己的學習與效法，反面例子則可引以為戒，作為警惕。

造物者，真的玄妙無比。

啟思路19　PF0274

妥善照服，還有我陪你：
來自癌末病房2A30的溫暖記事

作　　者　老　么
責任編輯　石書豪
圖文排版　蔡忠翰
封面設計　劉肇昇

出版策劃　釀出版
製作發行　秀威資訊科技股份有限公司
114 台北市內湖區瑞光路76巷65號1樓
電話：+886-2-2796-3638　傳真：+886-2-2796-1377
服務信箱：service@showwe.com.tw
http://www.showwe.com.tw
郵政劃撥　19563868　戶名：秀威資訊科技股份有限公司
展售門市　國家書店【松江門市】
104 台北市中山區松江路209號1樓
電話：+886-2-2518-0207　傳真：+886-2-2518-0778
網路訂購　秀威網路書店：https://store.showwe.tw
國家網路書店：https://www.govbooks.com.tw
法律顧問　毛國樑　律師
總 經 銷　聯合發行股份有限公司
231新北市新店區寶橋路235巷6弄6號4F
電話：+886-2-2917-8022　傳真：+886-2-2915-6275

出版日期　2021年5月　BOD一版
定　　價　360元

Printed in Taiwan

國家圖書館出版品預行編目

妥善照服,還有我陪你：來自癌末病房2A30的溫
暖記事 / 老么著. -- 一版. -- 臺北市：釀出版,
2021.05
面；　公分. -- (啟思路；19)
BOD版
ISBN 978-986-445-463-1(平裝)

1.癌症 2.通俗作品

417.8　　　　110005321

讀者回函卡

感謝您購買本書，為提升服務品質，請填妥以下資料，將讀者回函卡直接寄回或傳真本公司，收到您的寶貴意見後，我們會收藏記錄及檢討，謝謝！

如您需要了解本公司最新出版書目、購書優惠或企劃活動，歡迎您上網查詢或下載相關資料：http:// www.showwe.com.tw

您購買的書名：________________________________

出生日期：________年________月________日

學歷：□高中(含)以下　□大專　□研究所(含)以上

職業：□製造業　□金融業　□資訊業　□軍警　□傳播業　□自由業

□服務業　□公務員　□教職　□學生　□家管　□其它_____

購書地點：□網路書店　□實體書店　□書展　□郵購　□贈閱　□其他

您從何得知本書的消息？

□網路書店　□實體書店　□網路搜尋　□電子報　□書訊　□雜誌

□傳播媒體　□親友推薦　□網站推薦　□部落格　□其他________

您對本書的評價：（請填代號　1.非常滿意　2.滿意　3.尚可　4.再改進）

封面設計____　版面編排____　內容____　文／譯筆____　價格____

讀完書後您覺得：

□很有收穫　□有收穫　□收穫不多　□沒收穫

對我們的建議：________________________________

____

____

____

請貼
郵票

11466
台北市內湖區瑞光路 76 巷 65 號 1 樓
秀威資訊科技股份有限公司 收
BOD 數位出版事業部

(請沿線對折寄回，謝謝！)

姓　　名：________________ 年齡：________ 性別：□女　□男

郵遞區號：□□□□□

地　　址：________________________________

聯絡電話：(日)________________ (夜)________________

E-mail：________________________________